口腔健康预防保健是关键

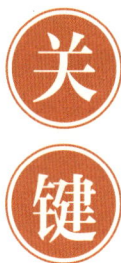

主编　徐宝华

编委　高艳　肖蕾

中国健康传媒集团
中国医药科技出版社

内 容 提 要

本书通过"爱护口腔，从了解口腔生理结构开始""认识常见口腔问题，为预防治疗做准备""口腔健康，保健方法很重要"三方面系统介绍了人体口腔的结构和功能、常见的口腔问题、口腔保健的方法等，从而强调了预防保健对于口腔健康的意义。本书适合广大读者参考阅读。

图书在版编目（CIP）数据

口腔健康，预防保健是关键 / 徐宝华主编 . — 北京：中国医药科技出版社，2022.8（2024.11 重印）

ISBN 978-7-5214-3269-5

Ⅰ . ①口… Ⅱ . ①徐… Ⅲ . ①口腔－保健－基本知识 Ⅳ . ① R78

中国版本图书馆 CIP 数据核字（2022）第 108791 号

美术编辑 陈君杞

版式设计 也 在

出版	**中国健康传媒集团** | 中国医药科技出版社
地址	北京市海淀区文慧园北路甲 22 号
邮编	100082
电话	发行：010-62227427 邮购：010-62236938
网址	www.cmstp.com
规格	880 × 1230 mm $\frac{1}{32}$
印张	$3\frac{1}{8}$
字数	59 千字
版次	2022 年 8 月第 1 版
印次	2024 年 11 月第 2 次印刷
印刷	北京盛通印刷股份有限公司
经销	全国各地新华书店
书号	ISBN 978-7-5214-3269-5
定价	**25.00** 元

获取新书信息、投稿、为图书纠错，请扫码联系我们。

口腔健康是全身健康的重要组成部分，可直接或间接影响全身健康。口腔疾病如龋病、牙周疾病等会破坏牙齿硬组织和牙齿周围支持组织，不仅会影响咀嚼、言语、美观等功能，而且还会引起社会交往困难和心理障碍。有些有害微生物长期存在于口腔中，可导致或加剧某些疾病如冠状动脉粥样硬化性心脏病、糖尿病等，危害全身健康，影响生命质量。同时，全身性疾病对口腔健康的影响也不容忽视，可能会在口腔内出现相应的表现。如糖尿病患者抗感染能力下降，常伴发牙周炎、拔牙伤口难以愈合等口腔病症。

为了推动公众重视口腔健康、普及口腔保健知识、改善口腔保健行为、提高口腔健康水平，特出版本书。

本书共分为三章，第一章"爱护口腔，从了解口腔生理结构开始"主要介绍了口腔的结构和功能、牙齿与牙周组织的结构、牙齿的发育过程、中医对口腔的认识等基础知识，为读者提供详细的口腔生理知识；第二章"认识常见口腔问题，为预防治疗做准备"主要针对常见的牙齿问题（龋病、牙本质过敏、牙齿着色）、牙龈问题（牙周炎、牙龈红肿、牙龈出血、牙龈萎缩、牙齿松动）、口腔环境异常（口臭、口腔溃疡）等进行详细论述，每种口腔问题从中西医病因和病机、危害、中西医治疗、预防等方面介绍，帮助读者认识常见口腔问题；第三章"口腔健康，保健方法很重要"

通过洁（全面清洁口腔）、护（修护牙齿硬组织、维护微环境平衡）、养（滋养牙龈、濡养牙根）等方面进行介绍，让读者学习和掌握正确的预防保健口腔健康的方法。本书以图文并茂的形式进行展示，并通过问答的方式进行口腔健康知识的科普，阅读起来老少皆宜、通俗易懂、轻松活泼，但又不失科学性、指导性和实用性。

作为科普读本，本书的整体结构清晰，由浅入深地解析了口腔健康的预防保健知识，在提高读者整体健康素养方面发挥了促进作用。本书作为一本通用的口腔健康知识指南，期望能影响读者选择正确的生活方式，帮助读者预防和缓解口腔问题，适合广大读者参考阅读。

编者

2022 年 4 月

目 录

第一章

爱护口腔，从了解
口腔生理结构开始

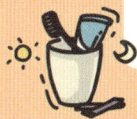

口腔健康是全身健康的重要组成部分，世界卫生组织将口腔健康列为人体健康的十大标准之一。而口腔健康与口腔的生理结构密切相关，只有了解口腔的生理结构，才能有针对性地预防口腔疾病。

你了解口腔吗

• 口腔有哪些结构

口腔由两唇、两颊、硬腭、软腭等构成，口腔内有牙齿、舌等器官。

唇

口腔的前壁是上、下嘴唇，唇的正中有唇系带，能控制上、下嘴唇的活动。嘴唇的红色部分叫唇红，其毛细血管十分丰富且分布很浅，在呼吸困难或贫血时，嘴唇通常呈现青紫色或苍白色。

颊

口腔的两侧是颊，在颊黏膜的中央有腮腺导管的开口，唾液的大部分就由此分泌。

腭

口腔的上壁是腭，将口腔与鼻腔分开。腭的前 2/3 是硬腭，后 1/3 是软腭，在软腭的后缘正中是悬雍垂（俗称小舌头）。

口腔的后面与咽部相连接，上通鼻腔，下通咽喉，是呼吸及吞咽的必经之路。

舌

舌是口腔内的重要器官。舌的前 2/3 称为舌体，后 1/3 称为舌根。舌背黏膜表面有许多小突起，统称为舌乳头，一般为红色和白色。乳头四周有很多极细小的味蕾，味蕾里有味觉细胞，能分辨出饮食的酸、甜、苦、辣等味道。舌尖下面黏膜正中处，有舌系带与口腔底黏膜相连，能控制舌的运动。

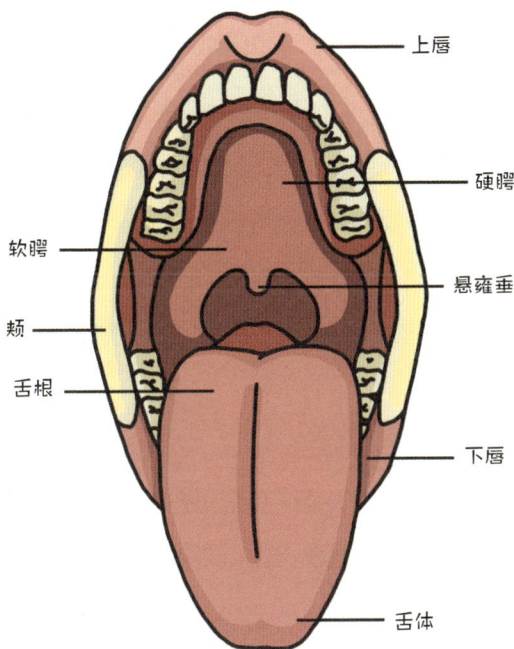

上唇 硬腭 悬雍垂 软腭 颊 舌根 下唇 舌体

• 口腔有什么功能

口腔为消化道的起始部分，具有咀嚼食物、参与消化、吞咽食物、品尝滋味、帮助发音、辅助呼吸等功能。

咀嚼食物
参与消化
吞咽食物
品尝滋味
帮助发音
辅助呼吸

咀嚼食物

食物进入口腔，通过牙齿咀嚼、舌搅拌，舌和腭的共同运动将搅拌后形成的食糜吞咽到咽部、喉部，然后进入食管和胃，因此口腔是消化道的入口，具有咀嚼食物的功能。

参与消化

在咀嚼食物的同时，口腔会分泌消化酶，同时口腔中的唾液含有丰富的生物酶，可以帮助食物分解，促进消化。因此，口腔在消化系统中具有重要作用。

吞咽食物

吞咽是指食物经咀嚼而形成的食糜由口腔运送入胃的动作或整个过程，而这个过程主要是在口腔中完成的。

品尝滋味

舌表面分布有很多味蕾，味蕾里有味觉细胞，能分辨出饮食的酸、甜、苦、辣等味道。因此，口腔具有品尝滋味的功能。

帮助发音

口腔是主要的发音器官之一，口腔中的舌、唇、牙齿都

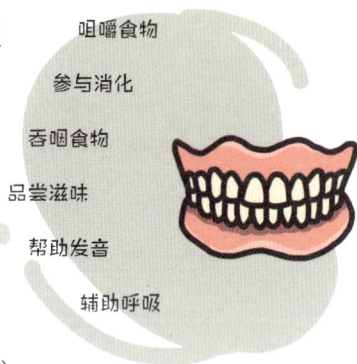

会参与发音，从而形成唇齿音、舌前音、舌中音和舌后音。因此，口腔具有帮助发音的功能。

辅助呼吸

人的正常呼吸是由鼻进行的，但当鼻腔因感冒等原因出现阻塞而不能呼吸时，可以用口腔进行呼吸。当然，平时最好不要用口腔呼吸，尤其是儿童，因为儿童反复用口腔呼吸易形成口腔畸形等。

• 口腔菌群与口腔卫生有什么关系

口腔是一个充满各种微生物的环境，口腔菌丛是由口腔中各种细菌共同组成的。口腔正常菌丛之间以及其与宿主之间相互依存，共同构成了口腔生态系。许多正常菌丛与宿主之间呈动态平衡，这种平衡对于保持口腔健康非常重要。

牙菌斑是由不同细菌组成的细菌团块，即基质包裹的互

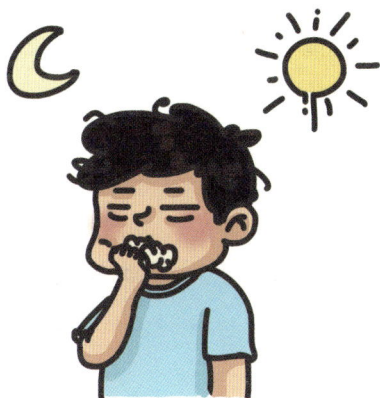

相黏附或黏附于牙面、牙间或修复体表面的软而未矿化的细菌性群体，为不能被水冲去或漱掉的一种细菌性生物膜。所谓生物膜是指微生物菌落与胞外基质相互连接而在介质表面形成的生态环境。生物膜对微生物而言构成了一个稳定的生态环境，若生物膜内的平衡被打破，则会造成条件致病菌的感染。牙菌斑主要对牙齿和牙龈构成危害，从而引起龋病和牙周病。清除牙菌斑对于口腔健康至关重要。刷牙是清除牙菌斑最基本和最主要的方法，要坚持早晚刷牙，使用正确的刷牙方法。此外，一般刷牙后在牙齿与牙齿之间常常会余留菌斑，可以用其他方法来补充，以清除残留的菌斑，如漱口水、牙线、牙间刷、冲牙器等。

• 牙齿有哪些结构

牙齿是人体最硬的器官，人的一生有两副牙齿，即乳牙和恒牙。每个牙齿都是由牙冠和牙根组成的。暴露在口腔中的部分叫牙冠；牙根是包埋在牙槽骨中的；牙冠与牙根的交界处称为牙颈部。

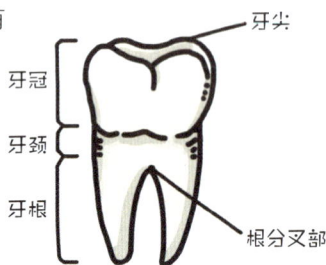

牙齿的结构

牙齿由牙釉质、牙本质、牙骨质和牙髓组成。

（1）牙釉质：呈半透明的白色，富有光泽，是最硬的牙组织。

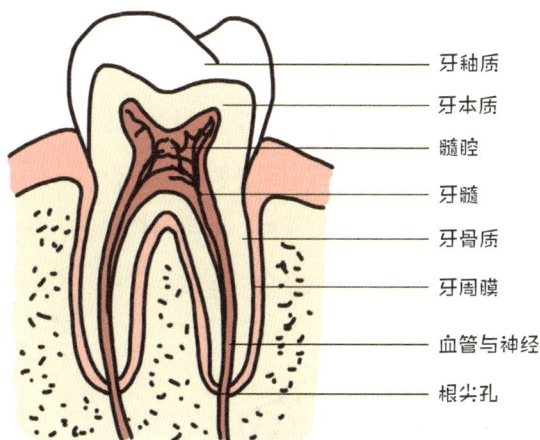

牙釉质
牙本质
髓腔
牙髓
牙骨质
牙周膜
血管与神经
根尖孔

（2）牙本质：紧接牙釉质内面的是牙本质，它构成了牙齿的大部分，颜色比牙釉质略黄一些，硬度不如牙釉质，但仍较骨组织硬，比牙釉质更为敏感。若因龋齿或外伤等原因使牙本质暴露时，就会出现牙本质过敏现象。

（3）牙骨质：牙根最表面的一层组织称为牙骨质，其主要作用是将牙周膜纤维的一端包埋，借助牙周膜纤维使牙齿固定在牙槽窝中。牙骨质的再生能力极强，当它遭到破坏时，就会由结缔组织中的细胞分化而成为牙骨质细胞，再形成牙骨质。

（4）牙髓：牙齿的中央有一小腔，称为牙髓腔，腔内含神经、血管，与全身的神经、血管相连通。在牙髓腔内的神经血管称为牙髓组织，髓内的神经能传导感觉。治疗牙齿时，钻磨牙齿的酸痛感就是牙髓组织传导的。髓腔内的血管与全身血循环相通连，使牙齿具有活力。

乳牙与恒牙

乳牙共有 20 颗，从胚胎第 2 个月开始发生，出生后 6 个月左右萌出，到 2 岁半左右全部萌出。恒牙有 28 ~ 32 颗，从胚胎第 5 个月开始发生，在 6 岁左右开始萌出，到 20 岁左右全部萌出。乳牙与恒牙的区别主要有以下几点。

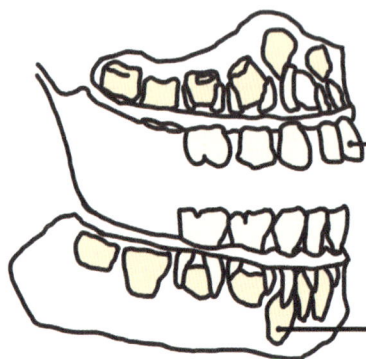

乳牙共有 20 颗，从胚胎第 2 个月开始发生，出生后 6 个月左右萌出，到 2 岁半左右全部萌出

恒牙有 28 ~ 32 颗，从胚胎第 5 个月开始发生，在 6 岁左右开始萌出，到 20 岁左右全部萌出

（1）乳牙呈白色，恒牙呈微黄色。这是由于恒牙釉质比乳牙釉质的钙化度高，透明度大。

（2）乳牙冠比同名的恒牙冠短小。这是因为从婴儿到青少年时期，颌骨逐渐发育长大，口腔的容量也就相应地扩大了。

（3）乳牙颈部比恒牙颈部细。正因为如此，乳牙牙冠与牙根的界限比恒牙要清晰得多。

（4）乳牙咬合面较恒牙更易被磨耗。乳牙比恒牙钙化度低、硬度差，更易被磨损。

• 牙周组织有哪些结构

牙周组织是牙根周围起支持、固定和保护作用的组织，包括牙龈、牙周膜和牙槽骨。

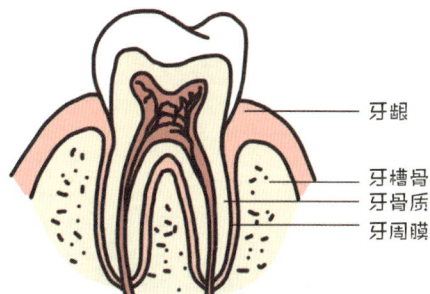

牙龈

牙槽骨
牙骨质
牙周膜

牙龈

牙龈是口腔黏膜的一部分，覆盖在牙颈部和牙槽骨之间，含有丰富的血管。健康的牙龈呈浅粉色，质地柔韧而有弹性，能够耐受食物的摩擦。两牙之间突起的牙龈称为牙龈乳头，牙龈与牙颈间的空隙叫龈沟，正常龈沟不超过2毫米。若龈沟过深，有炎症及溢脓等症状，则为牙龈炎或牙周炎。

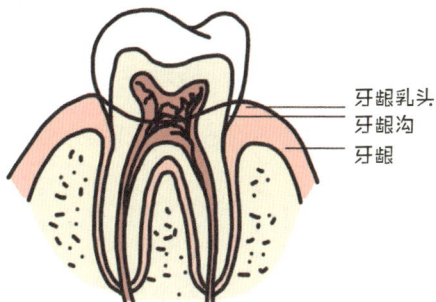

牙龈乳头
牙龈沟
牙龈

牙周膜

牙周膜是一种致密的结缔组织，在牙根和牙槽骨之间。它围绕着牙根像韧带一样使牙齿牢牢地长在牙槽中，具有抵抗和调节牙所承受的咀嚼压力，起悬韧带的作用，因此又称为"牙周韧带"。当牙周膜发生病变或遭受损伤后纤维组织断裂，就会出现牙齿松动。

牙槽骨

牙槽骨是上下颌骨包埋牙根的突出部分，又称"牙槽突"。牙根稳固地埋在由牙槽骨形成的牙槽窝里，因此它是支持牙齿的重要组织。牙槽骨在出牙时长出，当牙齿脱落或拔除后，牙槽骨会逐渐被吸收。牙槽骨若因外伤断裂或因病萎缩吸收，牙根暴露出来，牙齿就会不牢固。

• 牙齿是怎样发育的

牙齿的发育是一个长期而复杂的生理过程。乳牙从胚胎第 2 个月开始萌动，直到 3 岁多牙根才完全形成；恒牙在胚胎 4 ~ 5 个月萌动，到其完全形成，要到 20 岁左右了。

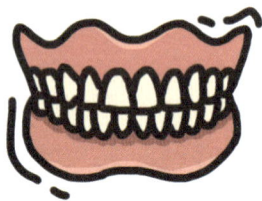

一般来讲，牙齿的发育可分为生长期、钙化期和萌出期 3 个时期。

生长期

牙齿的生长期，即牙齿胚胎的发生期。牙胚的发生从胚胎第 5～7 周开始，逐渐出现 20 个乳牙胚。在乳牙胚继续发育的同时，从乳牙胚的舌侧长出 20 个恒牙胚，将来会发育成 20 颗恒牙，并与乳牙替换。恒牙胚的两端在胚胎 10 个月，出生后 2 年、5 年分别会长出第 1、2、3 恒磨牙胚。此时牙胚的发育才算是完成。

钙化期

牙齿的钙化期，即牙体组织形成的时期。乳牙胚形成后，牙胚内部结构开始钙化，从而形成牙体组织。首先发育的是牙冠。牙胚的牙釉质和牙本质结构逐渐增厚钙化，形成牙体硬组织，其内部逐渐发育成富含神经、血管的牙髓组织。

萌出期

牙冠形成之后，牙根开始发育，促使牙齿逐渐向外萌出。牙冠的高度会随牙的萌出逐渐增高，直到完全萌出，但牙冠的大小在萌出时就已形成，不会随年龄的增长而变化。牙齿萌出后，牙根一般还需要 1～3 年的时间才能完全发育好。

牙齿的形成和萌出与牙胚的发生是连续的动态过程。自牙尖突破黏膜进入口腔，至与对颌牙完全咬合，这段时间最易使牙齿发生咬合异常。因为在这个时期，牙根尚未完全形成，牙周附着并不牢固，牙槽骨也比较疏松，容易受外力的影响。

此外，儿童一般在 6 岁左右开始出

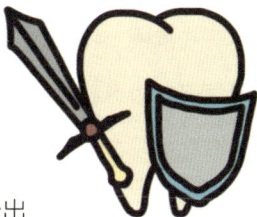

现乳牙替换（换牙）。乳牙替换主要有两个过程：一是"乳牙脱落"，即乳牙慢慢松动直到脱落；二是"恒牙萌出"，即随着乳牙一个个地脱落，恒牙会跟着一个个地萌出。通常全口乳牙替换的过程大约需要 6 年，也就是说孩子在 12 岁左右，乳牙全部脱落，恒牙取而代之。若孩子过了 12 岁口腔内仍有乳牙存在，则应去医院诊治。

中医是怎样认识口腔的

• 口腔与脏腑有哪些联系

中医学认为，人体是一个统一的有机整体，人体的各组织器官在结构上紧密相连，在功能上相互为用，在病理上相互影响。口腔位于人体头面部，为五官之一，是人体重要的组织器官，具有进水谷、辨五味、泌津液、磨谷物、助消化及发语音等功能，为胃系之所属，乃心脾之外窍，经络循行交会之处。

《素问·上古天真论》曰："女子七岁，肾气盛，齿更发长。"这与西医学研究中儿童平均在 6 岁左右出现乳牙替换相对应；其又曰："三七，肾气平均，故真牙生而长极。"这也与恒牙在 20 岁

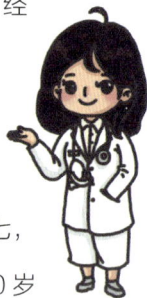

左右全部萌出相对应。

《太平圣惠方》曰："夫口齿为脏腑之门户。"《罗氏会约医镜》曰："口者，五脏六腑之所贯通也。脏腑有偏胜之疾，则口有偏胜之症。"口腔的生理功能和病理变化均与五脏六腑密切相关，脏腑的生理和病理变化也常反映于其所主的口腔不同部位。通常口腔与心、肝、脾、肾、胃、大肠等脏腑联系密切，具体如下。

口腔与心

心在窍为舌，心与舌通过经络相互联系，帮助辨别味道、辅助发音。若心功能失调，则面色、舌色改变，舌的功能异常。如心火旺盛可出现面赤舌红，心血虚可出现舌色淡而无华等。

口腔与肝

肝主藏血，口腔的生理功能有赖肝血的濡养；肝主疏泄，口腔的功能活动依靠肝气调畅；肝主筋，与口腔的运动有关。肝有贮藏血液、调节血量和防止出血的功能，因而口腔与肝密切相关。

同时，颞下颌关节是口腔颌面部唯一能活动的关节。由于肝主筋，筋有连接约束骨节、支持运动的功能，而颞下颌关节要在筋的约束下行使正常的生理功能，所以肝与口腔的运动密切相关。

口腔与脾

脾开窍于口，其华在唇。脾主运化，又主肌肉。脾运化功能协调，脾气上通于口腔，从而可以辨别味道、帮助发音、参与消化。因此，口腔与脾在生理功能上是相互配合、相互依赖的。

口腔与肾

肾主骨，齿为骨之余，乃肾之标。牙齿随人体肾气充盛而生长发育。若肾精充足，则可生髓养骨，牙齿得肾精的滋养而洁白如玉、晶莹光洁、坚固有力。

此外，肾具有主持和调节人体津液代谢的作用，而唾液具有滋养口舌的作用，属于人体津液的一部分，因此唾液的代谢与肾密切相关。

口腔与胃

《血证论》曰："口者，胃之门户。"胃经过食管、咽直通于口腔，口腔咀嚼食物、舌辨别味道与脾的生理功能密切相关，而脾与胃互为表里，因此口腔与胃也有较密切联系。同时，足阳明胃经循行于面颊部和上牙，与口腔有络属关系。

口腔与大肠

口腔与大肠是食物消化、吸收、排泄过程中必经的通道。同时，手阳明大肠经循行于口颊，与下牙密切相关，大肠通过经络与口腔相连，气血相通。若大肠功能正常，经脉气血充足和缓，则下牙坚固，齿龈健康，咀嚼运动正常；若大肠功能异常，则可能会出现口腔病症。

此外，在中医望诊中，常常通过观察牙齿和牙龈来了解

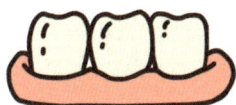

牙齿洁白润泽而坚固

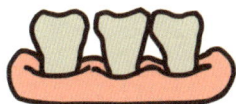

牙齿干燥如枯骨

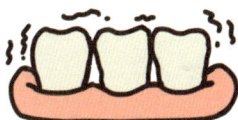

牙齿松动或脱落

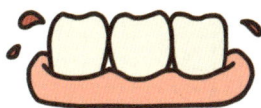

牙龈红肿、出血

肾、胃肠的病变。因此，牙齿与肾、胃肠有密切的关系。中医学认为，齿为骨之余，骨为肾所主，因此牙齿与肾关系最为密切。正常人牙齿洁白润泽而坚固，是肾气充足、津液未伤的表现。若牙齿干燥如枯骨，则多为肾阴枯竭，肾精无法濡养牙齿所致；若牙齿松动或脱落，则可能是肾气不足的表现。由于牙龈是手阳明大肠经和足阳明胃经的循行之处，所以牙龈与胃肠相关。若出现牙龈红肿，则可能是胃火上炎所致，或与胃炎有关；若牙龈容易出血，则可能与胃肠功能异常有关。

● 舌与五脏是怎样对应的

中医学认为，舌与脏腑主要是通过经络联系的，其中尤以心、脾胃与舌的关系最为密切。心的气血通过经脉的流注而上通于舌，以保持舌体的正常色泽形态，发挥其正常的生理功能。同时，脾开窍于口，可化生气血，舌苔由胃气形成，舌体依赖气血充养，故舌与脾胃联系密切。因此，中医通过观察舌苔可以了解胃气、胃阴的盛衰。正常人舌苔薄白，提示胃有生长之气。若舌苔厚腻，则可能提示脾胃有痰湿等异常。

根据中医学理论，脏腑的病变反映于舌面具有一定的分布规律。以五脏来划分，古代各医家学说略有不同，但比较一致的观点是：舌尖属心（肺），舌边属肝（胆），舌中属脾（胃），舌根属肾。

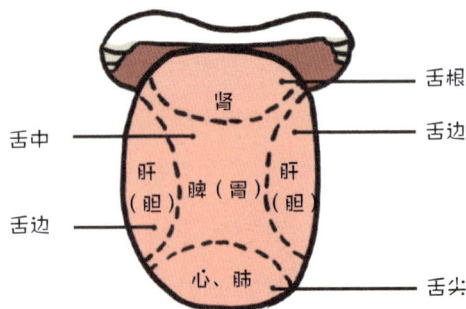

- **什么是中医望舌**

中医望舌又称为"舌诊"，是通过观察舌质、舌苔和舌下络脉的变化，了解人体生理功能和病理变化的诊察方法。望舌具有悠久的历史，早在《黄帝内经》中便有记载舌诊的基本理论及舌与内脏之间的关系。东汉名医张仲景在《伤寒杂病论》中也将舌诊作为中医辨证的重要组成部分。在疾病发展过程中，舌的变化迅速而明显，能较为客观地反映疾病病位的深浅、病邪的性质、邪正的盛衰及病势的进退，是临床上辨证论治的重要依据。

望舌主要包括望舌质和望舌苔两方面，医生只有全面观察舌质与舌苔，综合分析，才能做出正确的诊断。

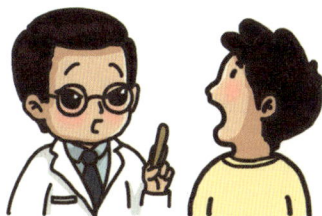

舌质，即舌体，是舌的肌肉脉络组织，依赖于脏腑气血的濡养。望舌质通过观察舌的神、色、形、态来了解脏腑的虚实、气血的盛衰。舌苔是指舌面上附着的一层苔状物。望舌苔通过诊察苔质和苔色来了解病位的深浅、病邪的性质、邪正的盛衰。一般认为，察舌质重在辨正气的虚实，也包括邪气的性质；察舌苔重在辨邪气的浅深与性质，也包括胃气之存亡，无论二者单独变化还是同时变化，都应综合诊察。

正常人的舌质淡红而鲜明，舌苔薄白润泽。同时，不同体质的人表现的舌质与舌苔不同。如平和体质者，多为舌淡红、

表现的舌质与舌苔

► 不同体质的人

- 平和体质者，多为舌淡红、苔薄白
- 阳虚体质者，多为舌淡胖
- 阴虚体质者，多为舌红少苔
- 气虚体质者，多为舌淡苔白
- 痰湿体质者，多为舌体胖、苔滑腻
- 湿热体质者，多为舌质偏红、苔黄腻
- 血瘀体质者，多为舌紫暗或有瘀点
- 气郁体质者，多为舌淡红、苔白

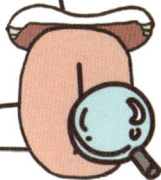

苔薄白；阳虚体质者，多为舌淡胖；阴虚体质者，多为舌红少苔；气虚体质者，多为舌淡苔白；痰湿体质者，多为舌体胖、苔滑腻；湿热体质者，多为舌质偏红、苔黄腻；血瘀体质者，多为舌紫暗或有瘀点；气郁体质者，多为舌淡红、苔白等。

第二章

认识常见口腔问题，
为预防治疗做准备

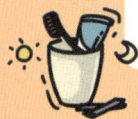

　　提高公众的口腔健康素养水平对口腔健康具有重要作用。通过学习口腔健康知识，认识常见口腔问题，可以提高口腔健康素养，从而有利于口腔问题的预防和治疗。根据我国2017 年发布的第四次全国口腔健康流行病学调查显示，居民口腔健康素养水平逐渐提高。与 10 年前相比，居民口腔健康素养水平和健康行为情况均有不同程度的改善。其中，居民口腔健康知识知晓率为 60.1%，84.9% 的人对口腔保健持积极态度。5 岁和 12 岁儿童因预防口腔疾病和咨询检查就诊的比例分别为 40%、43.2%。

　　世界卫生组织给口腔健康的标准下定义是：牙齿清洁，无龋洞，无疼痛感，牙龈颜色正常，无出血现象。《中国居民口腔健康指南》对口腔健康的定义是：无口腔颌面部慢性疼痛、无口咽癌、无口腔溃疡、无先天性缺陷如唇腭裂、无牙周（牙龈）疾病、无龋病及牙齿丧失、无影响口腔的其他疾病和功能紊乱。

　　2016 ~ 2020 年无限极公司邀请多方专家，综合西医学对口腔问题的评价与解释，以及中医对口腔问题、周身健康状态的阐述，将人们常见口腔问题的发生机制、表现症状进行梳理和归类，提出了无限极整体口腔健康理论。

　　无限极整体口腔健康理论：将居民常见的口腔问题分为牙齿、牙龈、口腔环境及口腔溃疡

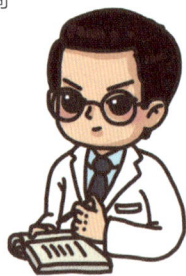

4 大维度，共 10 个关注点，包括龋齿、牙齿敏感、牙龈出血、牙龈肿痛、牙龈萎缩、牙齿松动、牙结石、牙渍、口腔异味和口腔溃疡。运用整体口腔健康评价体系及专利算法，居民可通过自测得出口腔健康指数（Oral-health Factor, OHF），从而反映口腔健康状况。结合现代科技及中医理念，形成一套内调外用的整体口腔问题的解决方案，指导居民提高口腔健康认知素养和口腔健康水平。

牙齿问题

龋病

龋病，又称龋齿，是一种由口腔中多种因素复合作用所导致的牙齿硬组织进行性病损，表现为无机质脱矿和有机质的分解，随病程发展而从色泽改变到形成实质性病损的演变过程。其特点是发病率高，分布广，是口腔主要的常见病，也是人类最普遍的疾病之一。世界卫生组织已将其与癌肿和心血管疾病并列为人类三大重点防治疾病。根据我国 2017 年发布的第四次全国口腔健康流行病学调查报告显示，5 岁儿童乳牙患龋率为 71.9%，龋均（检查人群中每人口腔中平均龋、失、补牙数）4.24，未治疗率为 96.0%；12 岁儿童恒牙患龋率为 38.5%，龋均 0.86；35 ～ 44 岁中年人的患龋率为 89.0%，龋均 4.54；65 ～ 74 岁老年人的患龋率为 98.0%，龋均 13.33。本病属于中医学"齿龋"范畴，俗称"蛀牙"或"虫牙"。

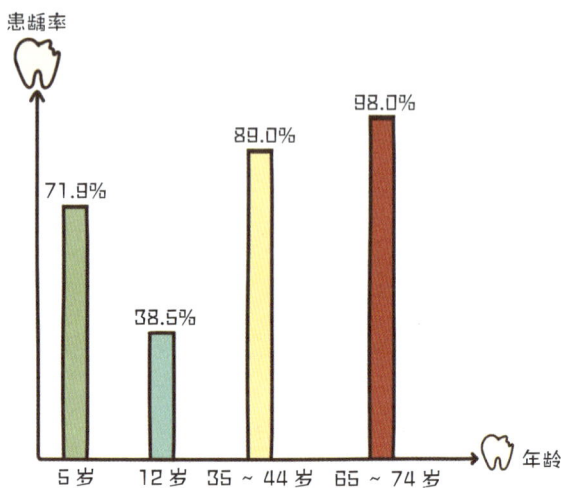

● **龋病是如何发生的**

关于龋病的病因，西医目前公认的是四联因素，即细菌、食物、宿主和时间。

细菌

细菌的存在是发生龋病的先决条件。口腔中的唾液蛋白或糖蛋白吸附于牙表面，很快就有变异链球菌、嗜酸乳杆菌和黏性放线菌等黏附，形成牙菌斑。牙菌斑能够容纳对氧不同敏

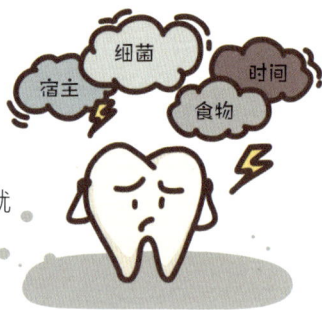

感性的需氧菌、兼性厌氧菌和专性厌氧菌，这些细菌嵌在由多糖、蛋白质和矿物质组成的基质中，构成了复杂的生态系。其中龈上菌斑（位于龈缘冠方的牙菌斑）的变异链球菌是龋病的主要致病菌，其通过糖分解及合成代谢产生乳酸和有机酸，使牙齿局部 pH 值下降至 5.5 以下，并维持相当长的时间，致使牙表面釉质脱矿、崩解形成龋洞。

食物

食物作为致龋微生物的作用底物，可影响龋病的进展。①蔗糖和其他糖类：在碳水化合物中，蔗糖的致龋能力最强，其余依次是葡萄糖、麦芽糖、乳糖、果糖等。细菌利用糖作为能源和碳源时，主要通过糖的分解及合成代谢致龋。②蛋白质：牙齿在生长发育时，如果缺乏蛋白质，则可影响牙胚的发育、牙的形态和萌出模式，增加牙齿对龋病的易感性。③矿物质：作为微量元素对防龋有影响，如一定量的氟可以促进牙体组织的再矿化，抑制细菌的黏附作用；锌可以阻止致龋菌的附着；镁可促使牙釉质发育完善等。④脂肪：通过分析龋病易感者和无龋病者的唾液发现，龋病易感者唾液中的磷脂、糖脂和中性脂均高于无龋病者，游离脂肪酸明显低于无龋病者，由此可见，脂肪与龋病的发生有关。

宿主

影响龋病发生的宿主主要是牙齿、唾液和免疫等因素。①牙齿：是龋病过程中的靶器官，牙齿的形态、矿化程度和组织结构与龋病发生有直接关系，如牙齿的窝沟处和矿化不良的牙较易患龋，而矿化程度较好、组织内含氟量适当的牙抗龋力较强。②唾液：是牙齿的外环境，可影响牙齿的发育。同时也是口腔细菌的天然培养基，如果唾液分泌量少，口腔自我清洁变差，则会加速龋病发生。③免疫：口腔免疫有特异性免疫和非特异性免疫两类。非特异性免疫是与生俱来的防御功能，相对稳定，如唾液中的抗菌蛋白和黏膜屏障；特异性免疫是与抗原物质接触后产生的针对相应抗原的抗体，如变异链球菌的细胞壁上含有葡糖基转移酶等具有较强免疫原性的物质，可以预防龋病的发生。

时间

龋病的发生有一个较长的过程。从初期龋到临床形成龋洞一般需要 1.5 ~ 2 年，通常只有上述四联因素同时存在一定的时间，才可能产生龋病。因此，时间因素在龋病发生中具有重要意义。

中医学认为，本病的病因病机主要有胃肠积热和肾虚骨弱两个方面。

胃肠积热

牙齿是足阳明胃经的循行部位，若平时饮食不节制，嗜食甘甜油腻之物，不注意口腔卫生，食物残渣塞于齿缝，则可导致胃火炽盛，火热循经熏蒸于牙齿，

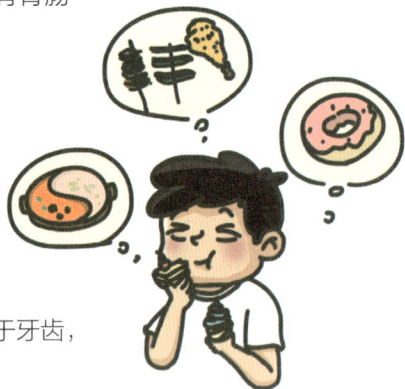

日久就会引发龋病。

肾虚骨弱

肾为先天之本，主骨，齿为骨之余，若肾精亏虚，不能濡养牙齿，则可引发龋病。

• 龋病有哪些临床表现

牙齿龋坏后，轻者由于牙髓发生炎症甚至坏死而出现牙齿疼痛；重者由于牙龋坏严重波及整个牙冠，剩余牙根经常感染且没有及时发现和修补治疗，从而导致牙齿缺失。

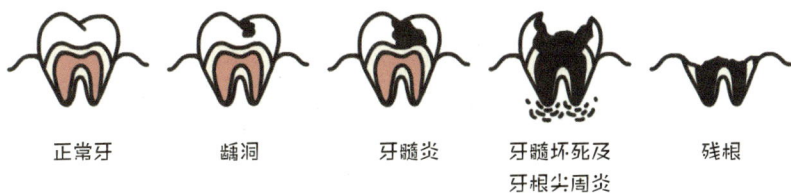

| 正常牙 | 龋洞 | 牙髓炎 | 牙髓坏死及牙根尖周炎 | 残根 |

龋齿的形成过程图

龋坏的初期，仅仅有色的变化，如由不透明的乳白色变为白垩色、淡黄色、黄褐色、黑褐色等，常常不易被发现。但如果龋坏不能及早被控制，就会从牙齿的浅表层向深层不断地发展，最终导致牙齿发生形和质的改变，如形成龋洞、牙质变软、牙冠残缺，甚至牙齿缺失等。

龋病有多种分类方法，如按龋病进展速度，可分为静止性龋、慢性龋、急性龋和猛性龋；按龋损与修复治疗关系，可分为原发龋、继发龋、新发龋、再发龋；按龋坏部位，可分为窝沟龋、平滑面龋、根面龋、邻面龋、隐匿性龋等；按龋坏程度，可分为浅龋、中龋和深龋。通常临床上多按龋坏程度分类，以便于治疗。

（1）浅龋：通常是指龋坏只发生于牙齿表层组织，如牙釉质。浅龋一般不会感到不适，但会发生牙齿颜色的改变，如白垩色、灰褐色等，通常能被检查出来。窝沟浅龋的龋洞多为口小底大；牙骨质浅龋多向四周扩展。

（2）中龋：是指龋坏达到浅层牙本质。中龋一般有自觉症状，如因嵌塞食物而有不适感，对酸、甜、冷、热刺激会有酸痛不适的感觉，若没有上述刺激则症状不会表现出来。

（3）深龋：龋坏发展到牙本质中深层时就会成为深龋。深龋常有明显的自觉症状，如对冷、热、酸、甜食物异常敏感，嵌塞食物后会有疼痛感，若以上刺激去除后，疼痛会立即消失，无自发痛。

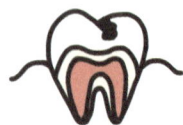
浅龋
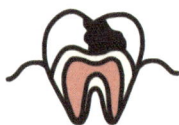
中龋
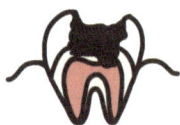
深龋

- **龋病的危害有哪些**

龋病属于常见病、多发病，任何年龄、性别和地区的人都可患病。对于儿童来说，一些家长认为乳牙迟早会被恒牙取代，所以患龋齿无关紧要，但事实上是错误的。龋齿具有严重的危害性。

牙齿最重要的功能就是咀嚼食物，是消化系统的第一道关口。如果乳牙龋坏，就会影响正常咀嚼功能，使食物在口腔内得不到充分咀嚼，影响后续胃肠道的消化和吸收，进而可导致儿童摄取营养减少。

有些患儿因乳牙龋坏而不得不在换牙之前就拔掉，被拔掉牙的两侧乳牙会不约而同地向缺牙的空隙区倾斜，就会导致恒牙萌出时发生严重错位。恒牙的长期错位不仅影响美观，而且会妨碍咀嚼，进而影响儿童的生长发育。同时乳牙龋坏还可发展成根尖周围组织的炎症，当机体抵抗力下降时，容易引起急性发作，出现突然剧烈的牙痛、头痛、发热、面部肿胀、食欲减退，久而久之，会严重影响患儿的身心健康。

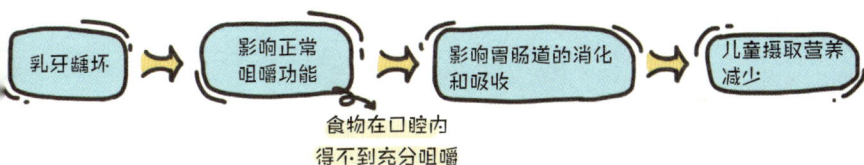

乳牙龋坏 ➡ 影响正常咀嚼功能 ➡ 影响胃肠道的消化和吸收 ➡ 儿童摄取营养减少

食物在口腔内
得不到充分咀嚼

此外，腐烂的牙齿及其锐利的边缘容易刺破舌头、口腔黏膜，形成口腔黏膜溃疡，为细菌侵入打开了门户，进而导致各种牙体病或牙周病，甚至可引发继发感染而出现心内膜炎、慢性肾炎等全身性疾病。

• 怎样治疗龋病

由于龋病不经过治疗是不会自行痊愈的，一旦龋病深入发展还会导致牙髓根尖周病等一系列疾病，所以龋病的治疗非常重要，应做到早发现、早治疗。

西医治疗

（1）药物治疗：适用于龋坏较浅，还没有形成龋洞的初期龋。常用的药物是氨硝酸银。氨硝酸银是一种防腐杀菌性药物，具有防腐、收敛、杀菌的作用。用它涂擦过的龋坏组织，在使用丁香油或10%福尔马林棉球涂后，会产生黑色，并形成蛋白银和还原银沉积在牙本质小管内，杀灭牙本质小管内的细菌，从而终止龋病的发展。

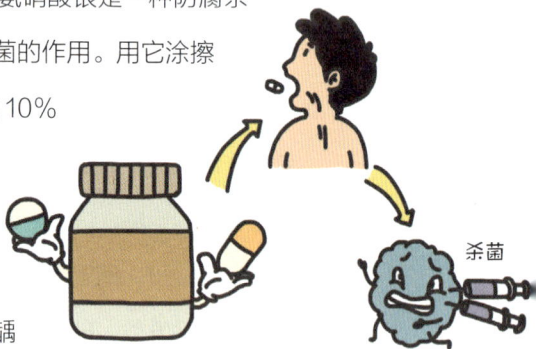

杀菌

（2）再矿化治疗：通过人工配制钙、磷、氟化物的矿化液作用于牙齿，使牙齿病变区组织发生矿物化的过程，称为再矿化。本法操作简单，疗效较好，没有痛苦而且安全，适用于初期龋。具体方法是使用人工配制的矿化液含漱。临床上，使用该方法治疗初期龋可缩小白垩色，并停止发展。近年来，一些医院的涂氟治疗就是对牙齿表面进行氟化处理，使其形成保护膜，让牙齿更加坚固，并能有效防止细菌损伤牙齿，从而达到预防龋齿的目的。

（3）充填术：俗称"补牙"，是治疗龋坏组织最常用的方法。其原理是去净龋坏组织后，向牙洞中填充材料，恢复牙齿功能，并保持牙齿的外形及牙列的完整性。

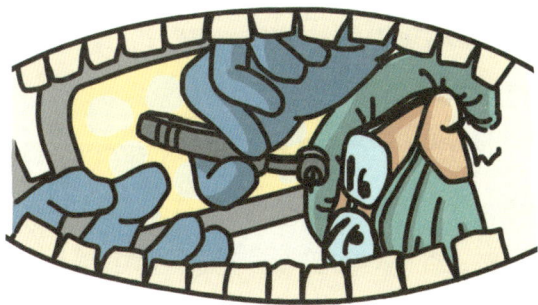

（4）盖髓术：如果深龋去龋后接近髓角或意外穿髓，则需要做盖髓术。常用的盖髓剂有氢氧化钙、氧化锌丁香油酚黏固剂等。

（5）嵌体修复：即用金属或其他材料制成与牙齿窝洞适合的修复体镶嵌在洞内的方法。如果咬合面牙体组织缺损过大，可做嵌体冠修复。

中医治疗

龋病的中医治法主要以清胃泻火、补肾固牙、祛风止痛为主，以减轻中龋和深龋的疼痛。如胃肠积热型龋病可用清胃散加味清除胃热，燥湿杀虫；肾虚骨弱型龋病可用六味地黄汤加味滋阴补肾，固齿护髓等。

● **如何预防龋病**

（1）预防龋齿要从婴幼儿做起。因为婴幼儿的牙齿刚刚长出，牙釉质表面的矿化程度不高，对外界环境的适应力小，容易发生龋齿。

（2）注意口腔卫生，养成早晚刷牙、饭后漱口的好习惯。

（3）饮食应多样化，多食含纤维素的食物，如蔬菜、水果等。少食甜食和精制食品，如糖类、甜点等。适量进食含抗龋成分较多的食物，如核桃、茶等。睡觉前不吃零食，不喝任何酸、甜的饮料。儿童和孕妇应注意摄取全面营养，不可偏食。

（4）女性备孕前应进行口腔检查，若发现龋齿应及时治疗。

（5）氟化物防龋。如饮用氟化水、使用含氟牙膏等，可提高牙体组织的抗龋能力，但要注意避免过量使用。

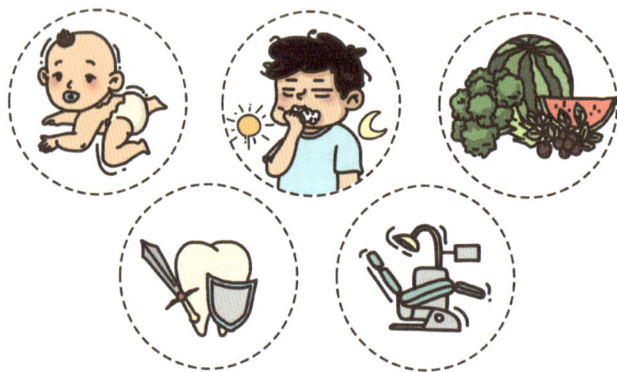

（6）窝沟封闭是世界卫生组织向全世界儿童推荐的一种保护新萌出恒牙的方法。窝沟封闭剂可以阻止细菌和食物残渣进入窝沟，并有效释放氟离子，促进牙釉质再矿化，进而预防龋病发生。一般来说，儿童的恒牙刚萌出不久，最适合也最需要进行窝沟封闭。6～8岁可以进行第一恒磨牙（六龄齿）的窝沟封闭，11～13岁可以进行第二恒磨牙的窝沟封闭。

（7）定期进行口腔检查，以便早期发现龋病，并及时进行治疗。

牙本质过敏

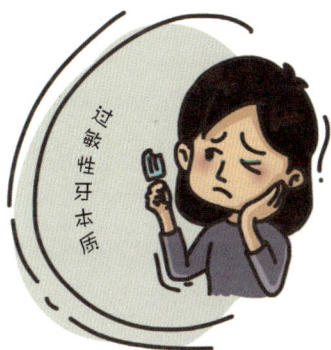

过敏性牙本质

牙本质过敏又称"过敏性牙本质"，是指牙齿在生理范围内受到机械、化学、温度、渗透压等刺激时，出现的一种酸痛不适的症状。本病常与多种牙体疾病并存，发病高峰年龄为40岁左右，发生率为4%～74%。本病属于中医学"齿齼"范畴。

• 牙本质过敏是如何发生的

西医学认为，造成牙本质过敏的原因主要有以下几方面。

（1）任何原因使牙釉质损伤、牙本质暴露时都可引起。如用牙吃过硬食物、有偏侧咀嚼习惯、夜磨牙、水平拉锯式刷牙等，均可使牙齿局部过度磨损，或刷牙造成牙颈部楔状缺损，牙外伤引起的牙隐裂等，是引起牙本质过敏的主要原因。

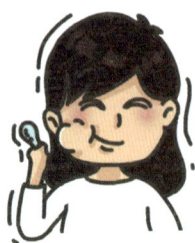
偏侧咀嚼

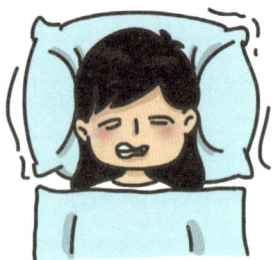
夜磨牙

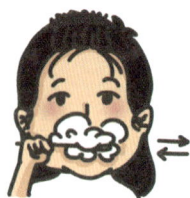
水平拉锯式刷牙

（2）牙龈萎缩、牙颈部暴露时，也可出现类似症状。

（3）某些全身性疾病，如神经官能症，月经期、妊娠期妇女由于神经末梢敏感度增高，即使牙本质没有暴露，也会有这种症状。

需要注意的是，龋齿发展到牙本质层时也会有类似症状，但在口腔内可检查到有龋洞，这种情况不属于牙本质过敏。

中医学认为，肾主骨，齿为骨之余，若先天不足，或后天耗损，导致髓弱骨虚，牙齿不坚，则牙体易被磨损而引发牙本质过敏。

• **牙本质过敏有哪些临床表现**

牙本质过敏的常见临床表现是刺激痛。如在进食酸、甜、

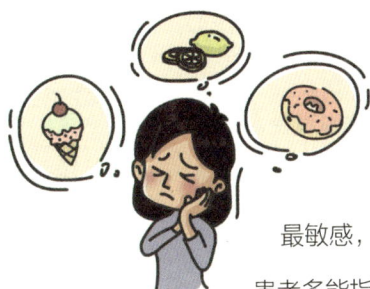

冷、热食物，或刷牙、咬合摩擦、咬过硬食物等刺激时，牙齿会迅速出现酸痛不适感，疼痛尖锐、持续时间短暂，而且大多数患者会对咀嚼产生畏惧，尤其对机械刺激最敏感，当刺激去除后，酸痛立即消失，无自发痛。患者多能指出患牙，通常可以查出有牙本质暴露区。

• 牙本质过敏的危害有哪些

一般牙本质过敏经过适当治疗后，过敏症状会消失，预后良好。如果未及时治疗，则可能会引发牙龈炎、牙髓炎等，因此应尽量做到早发现、早治疗。

• 怎样治疗牙本质过敏

西医治疗

西医对牙本质过敏的治疗主要是封闭牙本质小管，阻断外界刺激的传导，从而消除敏感症状。治疗多采用保守的脱敏治疗，常见的治疗方法如下。

（1）氟化物脱敏治疗：多种氟化物可以治疗牙本质过敏。因为氟离子能减少牙本质小管的直径，从而减少液压传导。

（2）碘化银法：隔湿患牙，用3%碘酊涂擦患牙过敏部位半分钟，再涂10%～30%硝酸银液，可重复1～2次。本法可形成灰白色碘化银沉淀，从而阻断传导刺激。

（3）氟化氨银：隔湿患牙，用小棉球蘸 38% 氟化氨银溶液涂擦患牙过敏部位 2 分钟，可重复 1 次。

（4）脱敏无效者的治疗：对于脱敏无效的患者，可根据不同情况采用充填治疗或牙冠修复治疗，以隔绝外界的刺激，同时要注意调整咬合关系。

中医治疗

牙本质过敏的中医治疗以补肾益髓为主，可用知柏地黄汤加味滋阴补肾，益髓坚齿。此外，一些中药也有脱敏的作用，如用荜茇、细辛、高良姜、花椒、白芷、苍术 6 味中药配置成纯中药脱敏软膏涂擦患牙过敏部位等。

• 如何预防牙本质过敏

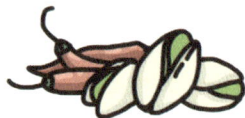

（1）掌握正确的刷牙方法，纠正不良习惯。

（2）用两侧牙齿咀嚼食物，可防止一侧牙齿过度磨损，并可避免一侧咀嚼肌肥大。

（3）饮食方面注意不要经常咀嚼过硬食物和长期饮用碳酸饮料，以免造成牙釉质过度磨损和牙脱矿。同时要避免冷、热、酸、甜食物的刺激。

（4）积极防治牙周疾病。

（5）有夜磨牙症的患者应尽快查明原因，并进行对症治疗。

（6）牙过敏者在没有禁忌证的情况下可使用脱敏牙膏。

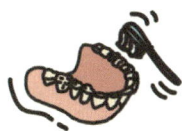

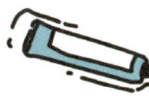

使用正确的刷牙方法　　两侧交替咀嚼　　　　饮食需注意　　　　　使用脱敏牙膏

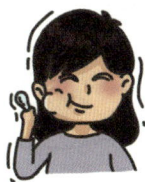

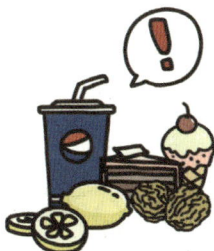

牙齿着色

● 牙齿着色是如何发生的

正常健康的牙齿是淡黄色的。牙齿着色是由各种外因和内因造成的。根据牙齿着色的位置，可将牙齿着色分为外源性着色和内源性着色。

外源性着色是指外来有色物质或口腔内产色细菌沉积于牙齿表面的菌斑和生物膜上，未进入牙体组织而造成的牙齿着色。内源性着色是指在牙齿发育过程中，因一些代谢性疾病或其他生理因素，引起牙齿硬组织厚度和结构成分发生改变，导致牙齿结构的透光性改变。

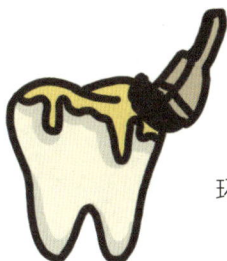

引起外源性着色的原因有吸烟，长期饮用颜色深的茶、咖啡等饮品，口腔卫生差等。常见的内源性着色有氟斑牙、四环素牙等。

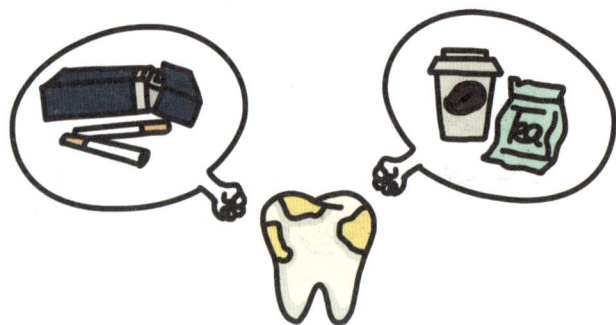

中医学认为，牙齿发黄多与脾、胃、肾相关，其病因有内、外之分。

（1）内因：多由于手足阳明经浊邪郁滞，经气不利，热蕴脾胃，熏蒸于齿，日久导致牙齿着色不洁；或因肾气不足，骨髓空虚，齿失所养，从而导致牙齿失去光亮润泽。

（2）外因：多为不注意口腔卫生，洗漱不当或久不刷牙，宿食郁积，牙垢积存，或长期吸烟等，导致牙齿着色。

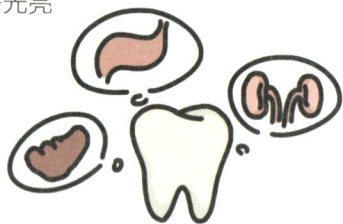

- **牙齿着色有哪些临床表现**

牙齿着色多表现为牙齿呈黄褐色斑块状，严重者牙齿表面会有凹凸不平的缺损，一般以上颌的门牙最为明显，可影响美观。

• 牙齿着色的危害有哪些

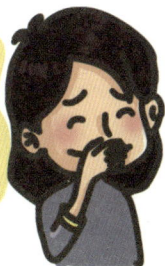

笑不露齿

牙齿着色不仅会影响外在形象，而且可影响口腔健康，久而久之易引发各种口腔疾病。此外，牙齿发黄还可能会影响心理健康，如形成孤僻、内向的性格，甚至通过对社会消极反应或损害自己的自尊心来安慰自己等。

• 怎样治疗牙齿着色

西医治疗

（1）氟斑牙的治疗，可采用美学贴面修复，效果较好。同时控制水中的含氟量是预防氟斑牙的根本方法。

（2）四环素牙可用 30% 的过氧化氢水漂白，或者用酸蚀配合光固化治疗，后者效果更佳。杜绝四环素牙最有效的办法是增加人们对四环素类药物的了解和认识，不随便乱用药。儿童和孕妇一定要禁止服用四环素类药物。

（3）吸烟引起的牙齿发黄，可用器械刮除，或用过氧化物漂白。

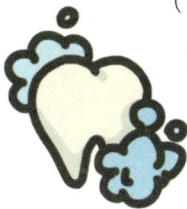

（4）洁牙：牙面上的色斑属于外源性着色的，可通过摩擦、抛光等方法清除，如使用美白牙膏刷牙、洁牙等。

中医治疗

牙齿着色的中医治疗主要以清泄胃热、补肾固齿、清除郁垢为主。

● 如何预防牙齿着色

（1）正确选用牙膏，尽量选择安全、温和、无副作用的牙膏。

（2）保持口腔、牙齿的清洁干净，养成早晚刷牙、饭后漱口、定期牙周维护的良好习惯。

（3）多饮水，可适量多食富含维生素 C 的食物，尽量少摄入咖喱、巧克力、咖啡、浓茶、碳酸饮料等容易导致牙齿发黄的饮食物，戒烟限酒。

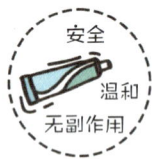

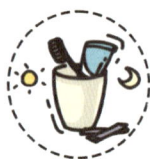

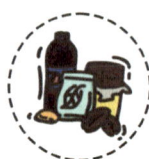

牙龈问题

牙周炎

牙周病是由菌斑生物膜为主的多因素引起的牙周组织的感染性疾病，包括牙龈炎和牙周炎。其中牙周炎可导致牙龈、牙周膜、牙槽骨和牙骨质的破坏，引起牙龈炎症、牙周袋形成及附着丧失、进行性牙槽骨吸收等，最终导致牙齿松动脱落。本病已成为老年人失牙的主要原因，影响咀嚼及进食，从而影响生活品质，甚至与糖尿病等全身系统性疾病息息相关。因此，慢性牙周炎早期的预防、发现及治疗尤为重要。本病属于中医学"牙宣"范畴。

• 牙周炎是如何发生的

西医学认为，本病的病因主要有局部因素和全身因素两类。

（1）局部因素：主要包括牙菌斑、牙结石、牙位异常、口呼吸、食物嵌塞以及咬合创伤等。

（2）全身因素：主要有内分泌紊乱、营养状况不良、免疫功能缺陷、某些系统性疾病以及遗传因素等。

中医学认为，牙周炎的病因主要有脾胃湿热、肾阴亏损和气血不足等。

（1）脾胃湿热：上下牙床是手阳明大肠经和足阳明胃经的循行部位，若平时嗜食油腻、甜食，或饮酒、嗜食辛辣，会使辛热损伤脾胃，导致脾胃积热，其热循经上蒸牙齿，损伤牙齿，进而可引发牙周炎。

（2）肾阴亏损：肾主骨，齿为骨之余，若肾精亏虚，不能濡养牙齿，加之阴虚火旺，就会导致齿龈萎缩，引发牙周炎。

（3）气血不足：气血不足则牙齿失于濡养，若外邪乘虚而入，则易引发牙周炎。

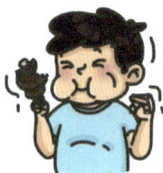 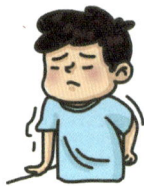 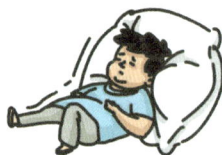

脾胃湿热　　　　　　肾阴亏损　　　　　　气血不足

- **牙周炎有哪些临床表现**

在牙周炎早期，通常大部分患者不会出现明显自觉症状，一部分患者会出现牙龈红肿、口臭，因此常常容易被忽视，直到病情继续发展，出现牙龈出血、牙齿肿痛、牙周袋形成及附着丧失、牙齿松动、牙缝增宽、牙龈萎缩，严重影响口腔咀嚼功能时，才会引起重视。但这时牙周组织可能已遭到破坏，甚至达到难以恢复正常的程度，给治疗工作带来了一定的困难，并且会影响疗效。

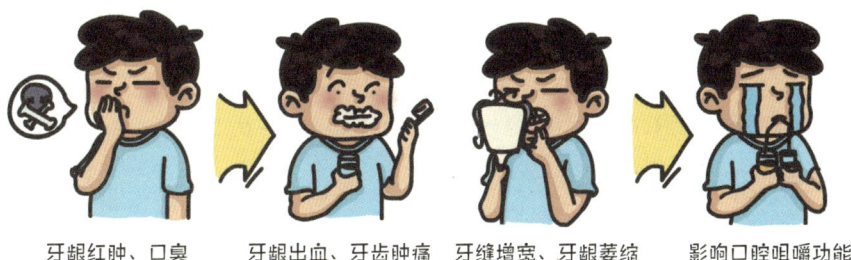

牙龈红肿、口臭　　牙龈出血、牙齿肿痛　　牙缝增宽、牙龈萎缩　　影响口腔咀嚼功能

• 牙周炎的危害有哪些

慢性牙周炎经早期正确诊断，彻底去除局部刺激因素，配合中西药治疗，预后较好。但如果不及时复查和治疗，则炎症会反复发作，使牙周组织遭到破坏，最终可导致牙齿脱落。另外，反复发作的牙周炎还可能引发全身性疾病，影响健康。

• 怎样治疗牙周炎

西医治疗

治疗原则为彻底清除菌斑、牙石等病原刺激物，消除牙龈炎症，使牙周袋变浅和改善牙周附着水平，争取适当的牙周组织再生，并使疗效长期稳定地保持。牙周炎的治疗一般分为 4 个阶段进行。

（1）第一阶段基础治疗：洁治术和刮治术是牙周病的基础治疗。洁治术彻底清除龈上牙石，龈下刮治术清除龈下牙石，根面平整术刮除暴露在牙周内含有大量内毒素的病变牙骨质，使根面平整光滑，有利于牙周支持组织重新附着于根面，形成新附着。

（2）第二阶段牙周手术治疗：第一阶段治疗6~8周后，牙周炎症基本消退，如仍有5毫米以上的牙周袋、探诊出血等症状，则应进行牙周手术治疗。

（3）第三阶段修复、正畸治疗：牙周手术治疗后2~3个月时，牙周炎症消除，牙龈外形、龈缘位置稳定，对于牙齿缺损或缺失患者宜进行永久性修复，对于牙列不齐、咬合功能异常患者建议正畸治疗。

（4）第四阶段维护期：定期复查，并进行评估。建议每3~6个月临床复查1次，每年酌情进行1次X线检查，并进行病情比较和监测，如发现问题应进行相应的治疗。

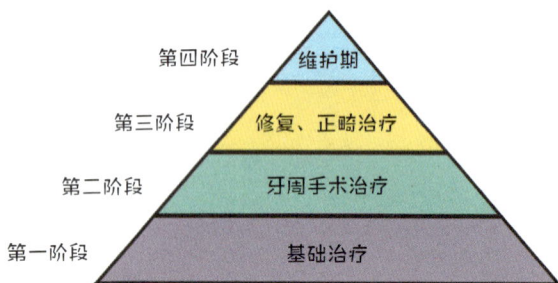

第四阶段	维护期
第三阶段	修复、正畸治疗
第二阶段	牙周手术治疗
第一阶段	基础治疗

中医治疗

牙周炎的中医治疗以解毒凉血消肿、祛腐固齿止痛为原则。如脾胃湿热型牙周炎可用清胃汤加味清泻胃火，消肿止痛；肾阴亏损型牙周炎可用知柏地黄汤加味滋阴补肾，益髓

固本；气血不足型牙周炎可用八珍汤加味益气补血，养龈健
齿等。

- ## 如何预防牙周炎

（1）预防牙周炎应从儿童时期开始，早期要预防和治疗
牙龈炎。

（2）注意牙齿卫生，养成饭后漱口、早晚刷牙的习惯。
掌握正确的刷牙方法，每次刷牙时间不少于3分钟。

（3）建议常规使用牙线清除牙邻接面的牙菌斑。

（4）吸烟是引发牙周炎的高危因素，戒烟有利于牙周
炎的治疗效果。

（5）均衡的营养对维持牙周组织健康具有重要作用，
有助于增强牙周组织的抗感染力和修复能力。同时应少吃甜
食，因为蔗糖能促使牙菌斑内细菌的生长和繁殖。

（6）建议每半年或1年定期检查，及时清除牙石和软垢。

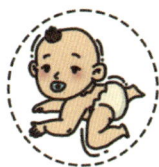

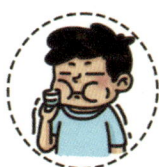

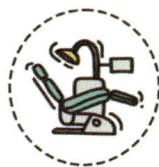

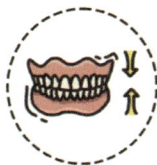

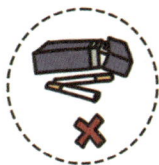

牙龈红肿

牙龈红肿是指牙齿周围牙龈软组织充血发红、肿胀隆起，多见于牙菌斑生物膜引起的牙龈组织感染性疾病，也可见于局部异物刺激所致。

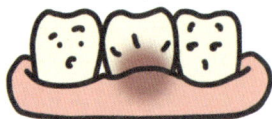

• 牙龈红肿是如何发生的

牙龈红肿多见于牙龈炎、牙周炎等疾病，而牙菌斑是导致牙龈炎和牙周炎的始动因素。同时一些局部因素和全身性因素可促进牙菌斑堆积，或加重牙龈组织炎症。此外，牙龈脓肿、牙周脓肿、智齿冠周炎或根尖周炎等疾病引起的牙龈红肿多同时伴有疼痛。

中医学认为，牙龈红肿多由于经络阻滞、气血凝聚导致。若牙龈肿而鲜红，则多属于实热证；若牙龈肿胀明显，呈红色或紫色，破后流血，多为热盛或瘀血所致。

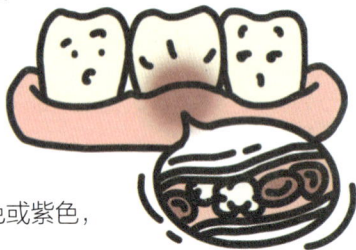

• 牙龈红肿有哪些临床表现

牙龈红肿时，主要表现为牙龈鲜红或暗红，肿胀隆起，龈缘变厚，牙龈乳头圆钝，与牙面分离，不再紧贴，可伴有疼痛、咀嚼不适、口臭等，严重时会出现牙龈肿痛不适，或伴有牙龈出血。

• 牙龈红肿的危害有哪些

由于牙龈红肿比较常见，很多患者并不引起重视。但其实有些疾病的初期表现就是牙龈红肿，牙龈组织局部有炎症，如果不及时进行治疗，可能会发展成牙周炎。

• 怎样治疗牙龈红肿

西医治疗

（1）一般治疗：去除局部刺激因素，对患者进行口腔卫生宣教，嘱患者保持良好的口腔卫生，定期复查，以免复发。

（2）药物治疗：对牙龈局部用药，如用3%过氧化氢溶液冲洗或含漱。若伴有全身症状，则根据具体情况在医生的指导下使用抗生素。

中医治疗

牙龈红肿的中医治疗以清热解毒、消肿止痛为主。

• 如何预防牙龈红肿

（1）注意口腔卫生，养成早晚刷牙、使用牙线的习惯。

（2）作息规律，经常运动，戒烟限酒，保持良好的心态。

（3）建议每半年进行一次口腔检查，监测口腔健康状况。

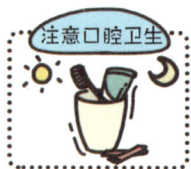

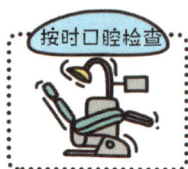

注意口腔卫生　戒烟限酒　按时口腔检查

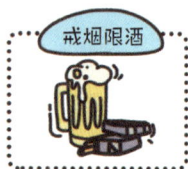

牙龈出血

　　牙龈出血是口腔科常见症状之一，是指牙龈自发性的或由于轻微刺激引起的少量流血。如有的人在刷牙时或吃饭后牙龈出血，而有的人在吃馒头、水果时在食物上留有血印，甚至睡醒后枕头上有从嘴里流出的血迹，这些现象都表明是牙龈出血。本病属中医学"齿衄"的范畴。

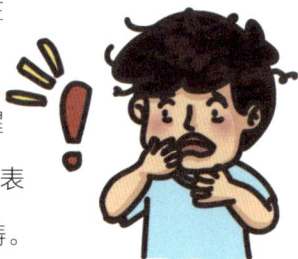

• 牙龈出血是如何发生的

　　西医学认为，牙龈出血的原因主要分为局部因素和全身因素两种。

　　（1）局部因素：以牙龈炎症为多见，表现为刷牙时稍碰一下，牙龈就会出血，这类出血一般在刷牙后会很快停止。另外，龋齿已损坏大部分牙冠，残冠表面有锋利的牙釉质组织，会像小刀一样刺割着牙龈，也会引起牙龈出血，当拔除残冠后出血会停止；牙龈受到外伤，如吃东西时不慎将骨头刺入牙龈，也会造成牙龈出血，当去掉骨刺后出血也会停止。

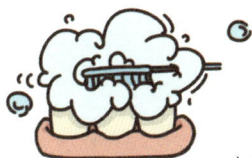

（2）全身因素：牙龈出血是坏血病的一个显著特征，多由于缺乏抗坏血酸（维生素C）导致。此外，各种血液系统疾病都可出现牙龈出血，如血小板减少性紫癜、血友病等，多表现为牙龈出血或拔牙后出血不止，用一般的止血方法不易止住，此时建议一定要及时去医院就诊。

中医学认为，牙龈出血，若颜色鲜红，出血量多，伴口臭、牙龈肿、便秘等，多为胃腑积热；若牙龈微红微肿，渗血绵绵，量少血淡，伴腰膝酸软、烦热等，多为肾阴亏虚；若牙龈淡红不肿，有渗血，量少而缠绵不止，伴面色萎黄、头晕眼花等，多为脾气虚弱。

• 牙龈出血有哪些临床表现

牙龈出血有被动性出血和主动性出血两种。

（1）被动性出血：主要表现为进食、刷牙、吸吮时，牙龈的毛细血管破裂出现渗血，出血量少，多在唾液中可见有血丝，或在所吃食物上及牙刷毛中有血液染色，一般经过冷水含漱后可自行停止。

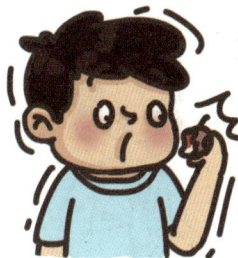

（2）主动性出血：又称自发性出血，主要表现为轻微刺激即可引起牙龈大量出血，或无任何刺激而出现牙龈出血，出血范围较广泛，出血量多，一般不易止血。

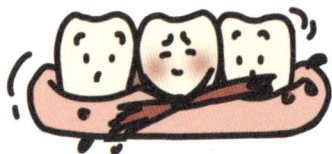

值得注意的是，有时牙龈出血不一定是肉眼可见的出血，如果有牙龈不适，则应引起重视，以防症状加重。

• 牙龈出血的危害有哪些

牙龈出血是生活中较常见的一种症状，常常被人忽视。但事实上，如果牙龈出血没有得到及时的检查和治疗，可能会影响消化系统、呼吸系统的健康，还可引起内分泌紊乱等，进而可能导致全身性疾病的发生。

• 怎样治疗牙龈出血

西医治疗

（1）对于急性牙龈出血，应及时止血，如填塞、压迫出血部位等，必要时可短期应用止血药物，但应注意适应证，建议在医生的指导下使用。

（2）一般治疗：清除牙结石和牙菌斑，及时去除局部刺激因素（如进食过硬食物、刷牙不当等），适当补充维生素 C，纠正口腔不良习惯，并进行口腔卫生宣教等。

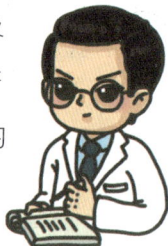

（3）对于可能与全身疾病相关的牙龈出血，应及时去医院就诊，进行相关检查，对症治疗。

中医治疗

牙龈出血的中医治疗主要以清热泻火止血为主。如胃腑积热型牙龈出血可用清胃散加味清胃泄热，消肿止血；肾阴亏虚型牙龈出血可用知柏地黄汤加味滋阴补肾，降火止血；脾气虚弱型牙龈出血可用补中益气汤加味补脾益气，摄血止血等。

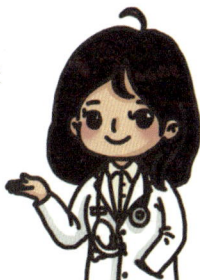

● **如何预防牙龈出血**

（1）注意口腔卫生，养成早晚刷牙、使用牙线清洁牙缝等良好习惯。

（2）正确刷牙，使用软毛牙刷，刷牙龈边缘，每次刷牙时间不少于3分钟。

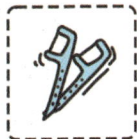

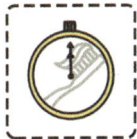

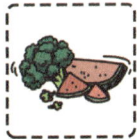

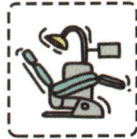

（3）戒烟限酒，多吃蔬菜、水果，饮食宜清淡，不挑食、偏食。

（4）定期进行口腔检查，积极防治白血病、坏血病等全身性疾病。

牙龈萎缩

　　牙龈萎缩，又称牙龈退缩，是指牙龈缘向釉牙骨质界的根方退缩而导致的牙根暴露，主要发生在牙齿靠唇颊面的牙龈。本病患者男性多于女性，尤其在老年人中更加普遍。

● 牙龈萎缩是如何发生的

　　根据牙龈萎缩发生的原因，可分为四种类型。

　　（1）老年性萎缩：属于一种随着年龄增长而发生牙周萎缩的生理现象，其萎缩程度因人而异。

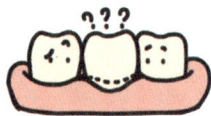

　　（2）早老性萎缩：原因目前还不明确，可能与全身因素有关，如甲状腺功能亢进等内分泌失调可使牙槽骨和结缔组织的生长发生障碍，从而引起牙龈萎缩。

　　（3）废用性萎缩：当牙齿没有咬合功能，如颌骨发育不良、牙齿错位、单侧咀嚼、缺牙未及时修复等，可使牙槽骨和牙周膜缺乏必要的功能刺激，从而引起牙龈萎缩。

　　（4）机械性萎缩：牙结石、修复体形态不良和充填物边缘悬突，牙齿扭转、偏斜、唇侧错位等，可使牙根突出，造成牙龈萎缩。另外，

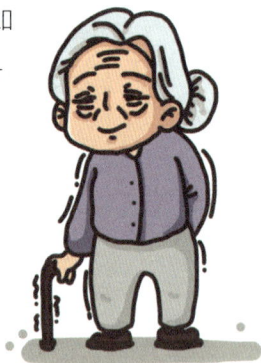

牙刷的摩擦，特别是硬毛牙刷和用横刷牙法，用指甲、铅笔、发夹剔牙等不良习惯，均可引起牙龈萎缩。

中医学认为，牙龈萎缩多因胃火上蒸、肾阴亏虚或气血不足所致。

• 牙龈萎缩有哪些临床表现

牙龈萎缩可以发生在单个牙，也可以发生在多个牙，甚至发生在满口牙。早期不一定有自觉症状，但也可以有对食物、温度等不同程度的敏感症状。常见的临床表现有牙冠变长，牙间隙变大，牙根暴露，通常牙龈仍是正常的粉红色，无明显红肿，有炎症时会红肿、充血，可伴有牙根面敏感、食物嵌塞、口臭等。

• 牙龈萎缩的危害有哪些

牙龈萎缩造成的牙齿间隙大容易堆积食物残屑和微生物，可造成牙颈部容易发生龋坏。同时，牙龈萎缩属于不可逆性病变，很难恢复到原有的牙龈高度，因此建议及早就诊，防止病情加重。

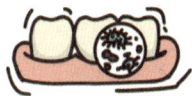

• 怎样治疗牙龈萎缩

西医治疗

（1）一般治疗：积极进行口腔卫生宣教。通常轻度、均匀的牙龈萎缩无明显症状，不需要处理。如果牙龈萎缩持续进展，则应针对病因进行治疗，如更换刷牙工具、改变不良的刷牙习惯、调整咬合力等。

（2）大多数牙龈萎缩患者不受影响，无须手术。对于因牙龈萎缩影响美观的患者，可行膜龈手术，以覆盖暴露的牙龈。

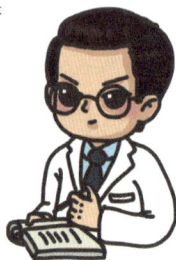

中医治疗

牙龈萎缩的中医治疗主要以清泻胃火、补肾固齿或补气养血为主。

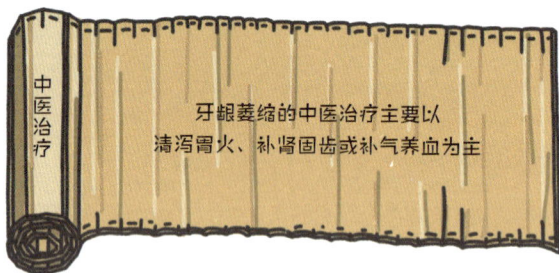

中医治疗

牙龈萎缩的中医治疗主要以清泻胃火、补肾固齿或补气养血为主

• 如何预防牙龈萎缩

（1）注意口腔卫生，掌握正确的刷牙方法，坚持早晚刷牙，避免拉锯式的横刷牙。

（2）戒烟限酒；多食新鲜水果，补充维生素 C、维生素 E；减少酸性食物与饮料的摄入，若摄入则不要立即刷牙，应间隔 1 小时再刷。

（3）在条件允许的情况下，建议每半年到医院进行口腔检查，每年至少洗牙 1 次。

（4）佩戴活动假牙者，应饭后取下假牙，用软毛牙刷刷干净，晚上睡前摘下刷干净，并泡在清水里。

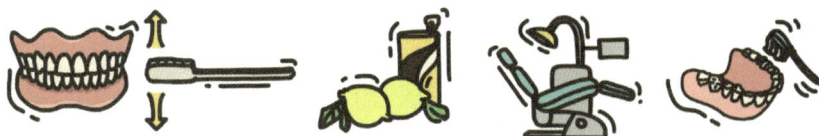

牙齿松动

牙齿暴露于口腔的部分是牙冠，位于牙槽骨内的部分是牙根。牙齿的稳固主要依靠连接牙根与牙槽骨之间的牙周膜、围绕牙根的牙槽骨及其表面的牙龈等周围组织的支持。牙齿在健康状态时具有一定的活动度，以水平方向为主，垂直方向非常微小，不超过 0.02 毫米，通常不易被察觉。而当由于某些疾病因素或其他因素造成牙齿的活动度大于这个范围时，就称为牙齿松动。

• 牙齿松动是如何发生的

（1）牙齿松动最常见的原因是重度牙周炎，即牙周炎发展到晚期才表现为牙齿松动。因为随着牙周炎的加重，牙齿周围的支持组织——牙槽骨会发生吸收，如同树没有了土壤的保护，骨质丧失越多，牙齿松动越厉害。这种情况下需要积极治疗牙周疾病，以防止牙齿脱落，而现有的松动的牙齿，专业医生会酌情进行松牙固定。

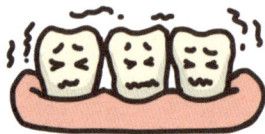

（2）在有咬合创伤的情况下，也会发生牙齿的松动。这类牙齿松动多发生于夜磨牙、紧咬牙、早接触及牙尖干扰、过高修复体或正畸力过大等情况。如果消除咬合创伤，松动大部分是能够恢复的。这种情况下需要专业医生进行细致的咬合检查。

（3）在急性根尖周炎或牙周脓肿等情况下，也可使牙齿发生明显松动。其多是由牙周膜充血水肿和渗出造成的，当急性炎症消退后，牙齿可恢复到原来的程度。

（4）在牙周治疗阶段——牙周手术后组织水肿，牙齿会有暂时性的松动增加，数周后能逐渐恢复稳固。

（5）女性妊娠期、月经期或长期口服激素类避孕药等，也可能发生牙齿的轻度松动，但是这类不需要特殊处理，一般能自行缓解。

中医学认为，肾气的主要生理功能是促进机体的生长、发育和生殖，以及调节人体的代谢、免疫和生理功能活动。齿、骨、发的生长状态是肾中精气的外在表现，牙齿松动的根源在于肾虚髓亏，

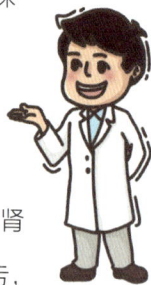

长期积累以致牙周免疫防线失效，牙龈萎缩，骨质流失。因此，牙齿与肾的关系非常密切，牙齿的健康与病态反映了肾的健康与病态。

• 牙齿松动有哪些临床表现

牙齿松动可急性引起或慢性缓慢进展，主要表现为咀嚼食物无力或不适，有时可伴有牙齿疼痛不适。临床上根据牙齿松动的程度不同，可分为Ⅰ~Ⅲ度。

分度	表现
Ⅰ度	牙齿松动为颊舌方向（内外方向）的动度在1毫米以内，其他方向没有动度
Ⅱ度	①颊舌方向（内外方向）的动度在1~2毫米之间 ②牙齿有颊舌方向（内外方向）及近远中方向（左右方向）两个方向的动度
Ⅲ度	①颊舌方向（内外方向）的动度超过2毫米 ②牙齿存在颊舌方向（内外方向）、近远中方向（左右方向）和垂直方向（上下方向）三个方向的动度

• 牙齿松动的危害有哪些

牙齿松动不仅会影响正常的饮食功能，出现咀嚼食物无力，而且牙齿长期松动会导致牙齿脱落，造成牙列缺损。根据牙齿松动的分度可以发现，从Ⅰ度到Ⅲ度，牙齿松动的程度越来越重，对患者生活的影响也越来越大，一般情况下牙齿脱落或需拔除的可能性也越大。因此，如果出现了牙齿松动的情况，应及时去医院进行检查治疗。

● 怎样治疗牙齿松动

西医治疗

（1）儿童在乳牙替换时的牙齿松动属于正常表现，无须处理，但如果恒牙已萌出，乳牙迟迟不脱落，可能会造成恒牙位置异常，此时应及早拔除相应乳牙以促进恒牙的萌出。

（2）由牙周炎引起的牙齿松动应及早就诊，进行专业的牙周治疗，如牙齿洁治（洗牙）、龈下刮治去除牙齿周围的牙石和菌斑等。

（3）由于咬合问题引起的牙齿松动，建议去医院进行检查。先明确牙齿松动的原因，从而进行有针对性的治疗。如果伴有牙周炎，则应先进行牙周治疗，再调整咬合问题。

（4）由外伤引起的牙齿松动越早治疗越好。轻度的牙齿松动可进行固定处理，一般牙齿可恢复健康；中、重度或因外伤脱落的牙齿，可进行相关处理后进行患牙固定，此时容易出现牙髓的病症，因此应在医生的指导下定期复查，若出现牙髓病症及时进行处理。

（5）由于牙根吸收引起的牙齿松动，应及时就诊。一般会先做X线检查以明确原因，再进行针对性治疗。因肿物引起的牙根吸收，则应及时去医院进行专业治疗。

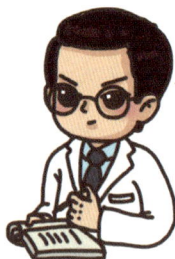

中医治疗

牙齿松动的中医治疗多以补肾填精为主，药用熟地黄、紫河车、骨碎补、枸杞子之类。通过补肾益髓、活血解毒之法可以疏通牙周微循环，增强机体免疫力，恢复牙周组织和牙槽骨的功能，最终达到固齿保龈的目的。

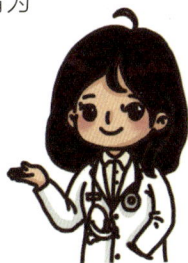

● 如何预防牙齿松动

（1）定期更换牙刷。建议牙刷3个月更换1次，否则原本柔顺的毛就会变得外翻，不仅影响使用效果，而且还会影响牙齿健康。

（2）注意口腔卫生，学会正确的刷牙方法。每次刷牙的时间不少于3分钟，养成早晚刷牙的习惯。

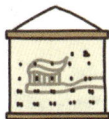

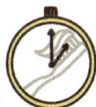

定期更换牙刷	每次刷牙时间不少于3分钟	少食刺激或坚硬的食物	正确使用牙线

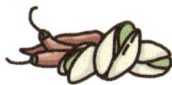

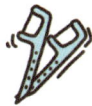

（3）注意饮食，少食刺激或过于坚硬的食物，多食水果、蔬菜等。

（4）正确使用牙线清理牙齿间的软垢和细菌，有利于牙龈健康。定期洁牙，清理牙结石。

口腔环境异常

口臭

口臭，又称口气，是指从口腔或其他充满空气的空腔中如鼻、鼻窦、咽等所散发出的臭气，严重影响人们的社会交往和心理健康。当前，世界卫生组织已将口臭作为一种疾病进行报道。

• 口臭是如何发生的

口臭可由局部或全身各种因素引起，一般有生理性口臭和病理性口臭两种。

（1）生理性口臭：健康人的口臭一般是由于不良的口腔习惯和口腔卫生造成舌背的菌斑增多、增厚所引起的。另外，食用洋葱、大蒜等刺激性食物，饥饿、服用某些药物，吸烟，睡眠时唾液分泌减少导致细菌大量分解食物残渣等，都可能引起短暂的口臭，经正确的口腔卫生措施可很快消除。

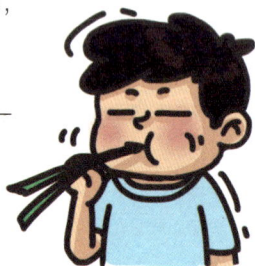

（2）病理性口臭：是由于疾病、病理状态或口腔内组织异常所致的口臭，可分为口源性和非口源性口臭。鉴别口源性和非口源性口臭最简单的方法是：闭口后，若仍有臭味从鼻部呼出，则为非口源性口臭，常见的原因有慢性胃炎、消化性溃疡、功能性消化不良等。据统计，80% ~ 90% 的口臭是口源性口臭，常见的原因有龋齿、残根、残冠、不良修复体、牙龈炎、牙周炎、口腔黏膜病等。

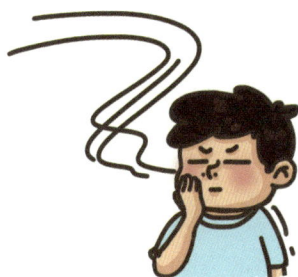

非口源性口臭　　　　　　　　口源性口臭

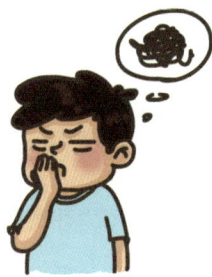

另外，唾液的质和量异常也会引起口臭。如唾液的分泌量减少、蛋白质等有机成分增多等可降低唾液的冲刷作用和缓冲作用，使细菌大量繁殖，分解唾液、龈沟液及食物残渣中的有机成分，产生大量的挥发性硫化物、吲哚等物质，从而引起口臭。

中医学认为，口臭主要与脾、胃、肺、肝等脏腑有关。胸腹不畅，浊气上逆，胃阴耗伤，虚热内生，胃阴受损，津液不足，虚火上蒸；或肺阴受损，气逆上冲；或精、气、血

受损，虚火郁热内结，阴虚津亏，胃、肠、肝、胆虚火郁热
上蒸，肝火犯胃，火气上炎，脾虚气滞，寒热互结，升降失司，
均可引起口臭。引起口臭的常见口腔疾病主要有龋齿、口疮、
口糜、牙周炎等。

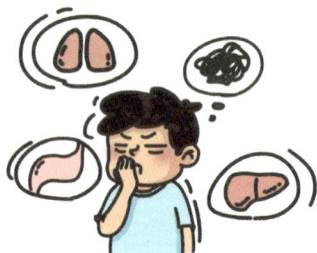

• 口臭有哪些临床表现

　　口臭多表现为呼气时有明显异味，刷牙、漱口均难以消
除病症，使用清洁剂也难以掩盖，是一股发自内部的臭气，
也可伴有牙龈肿痛以及局部发热等症状。另外，嗜烟者常有
烟臭味；饮酒者常有酒气之口臭；进食葱、韭菜、蒜等者多
有辛臭味；糖尿病酮症酸中毒患者口中可有烂苹果味；
尿毒症患者口中会有尿臭味。

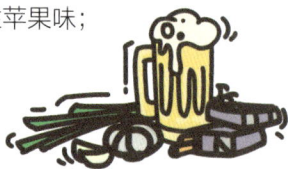

• 口臭的危害有哪些

　　事实上，很多口腔疾病都会出现口臭的症状，而口臭严
重的患者，其口腔疾病的发病率比正常人高很多。因此，出
现口臭症状后应引起重视。

口臭患者若不及时治疗，口腔内的菌落数量会不断增加，进而影响身体健康。有些口臭患者可出现口苦、口干，胃肠功能下降，从而影响食欲；而有些患者的口臭可能是由胃肠疾病引起的，如慢性胃炎、消化性溃疡、胃癌、胃瘫等。另外，口臭还可严重影响人们的社会交往和心理健康，如有些口臭患者容易感到自卑、自闭，不敢说话，严重影响了身心健康。

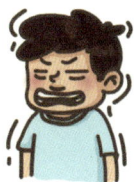
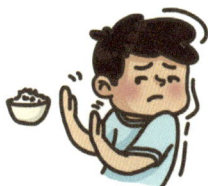
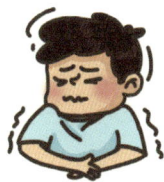

口苦、口干　　　　　　影响食欲　　　　　　胃肠疾病

- **怎样治疗口臭**

  西医治疗

  （1）注意口腔卫生，每天晨起、睡前和饭后认真刷牙漱口，必要时，用牙刷或洁净的毛巾轻柔地刷除舌苔。

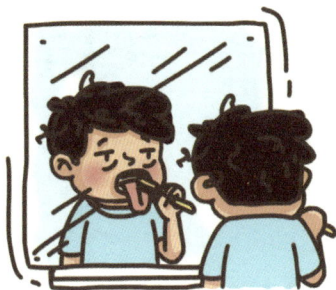

（2）积极治疗原发病：对于口腔、消化系统、呼吸系统等可引起口臭的疾病，要积极进行相应的治疗。

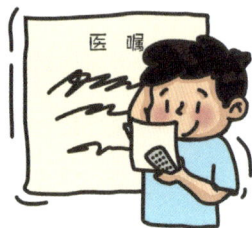

（3）药物治疗：口臭多由于口腔或消化道感染厌氧菌或兼性厌氧菌所致，故可以服用替硝唑或甲硝唑等药物，但需要在专业医生的指导下进行选用。

（4）幽门螺杆菌感染所引起的口臭，可以服用根治幽门螺杆菌的药物。

中医治疗

口臭的中医治疗主要以清热泻火、健脾益气、滋阴润燥等为主。同时，还应保持良好的精神状态，规律作息，饮食宜清淡，从而有利于口臭的恢复。

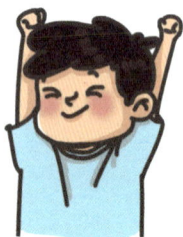

保持良好的精神状态

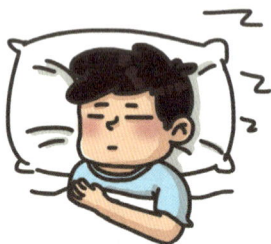

规律作息

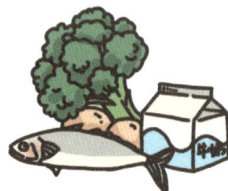

清淡饮食

● 如何预防口臭

（1）健康饮食，避免吃生冷、刺激性、有臭味（蒜、葱、韭菜、臭豆腐等）、不易消化或油腻（高蛋白、高脂肪）的食物；进食时要细嚼慢咽；多喝水，多食蔬菜、水果及豆类。

（2）戒烟限酒。

（3）生活作息规律，保证充足的睡眠，保持心情舒畅，适当参加体育锻炼。

（4）注意口腔卫生，饭后刷牙漱口，适当使用漱口水，清洁舌苔，正确使用牙线清除藏在牙缝内的牙垢。

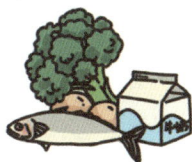
健康饮食

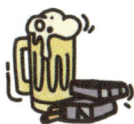
戒烟限酒

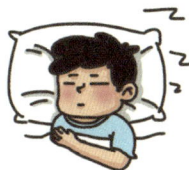
生活作息规律

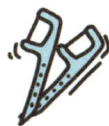
注意口腔卫生

口腔溃疡

口腔溃疡，是指出现在口腔内唇、上腭以及舌颊等部位黏膜上，呈圆形或椭圆形的疼痛溃疡点。本病是一种常见的口腔黏膜疾病。根据调查发现，10% ～ 25% 的人群患有复发性口腔溃疡，好发于 10 ～ 30 岁人群，女性的患病率一般高于男性。本病属于中医学"口疮""口疳""口疡"等范畴。

• 口腔溃疡是如何发生的

目前，口腔溃疡的病因尚不明确，多为免疫、遗传、系统性疾病、感染、环境等多种因素综合作用的结果。

（1）免疫因素：免疫力下降容易使机体受到病原体的侵袭，导致口腔溃疡的发生。同时，免疫反应过程中会消耗部分免疫蛋白，可能使口腔的免疫平衡状态被打破，从而会加速口腔溃疡的发生。

（2）遗传因素：研究表明，口腔溃疡与遗传密切相关，约有 40% 的患者有口腔溃疡家族史。

（3）系统性疾病因素：口腔溃疡与消化道疾病（如胃溃疡、十二指肠溃疡、溃疡性结肠炎、肝胆疾病、寄生虫感染等）和内分泌紊乱（如月经紊乱等）密切相关。

（4）感染因素：如一些链球菌、幽门螺杆菌、念珠菌等感染与口腔溃疡有一定联系。

（5）环境因素：生活节奏和生活习惯、工作、气候、食物、营养等生活工作环境和社会环境均对口腔溃疡的发生有一定的影响。如缺乏微量元素锌、铁，缺乏叶酸、维生素 B_{12} 以及营养不良等，可降低免疫功能，增加口腔溃疡发病的可能性。

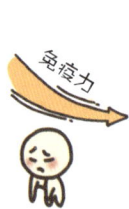
免疫因素

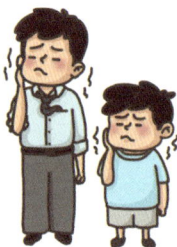
遗传因素

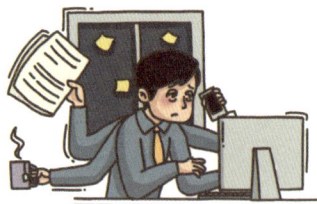
环境因素

中医学认为，口腔溃疡的病因较复杂，与各脏腑、阴阳、气血、寒热、虚实均有关。

（1）实证：多见于年轻或体质较强的患者，多由心火上炎，或胃肠积热，或肝郁化火，循经上攻于口，引起口腔溃疡。

（2）虚证：多见于老龄或衰弱的患者，多由阴虚火旺，虚火上炎；或脾虚湿困，脾阳不升，浊阴不降，化生湿热，上熏口腔；或脾肾阳虚，阴寒内盛，寒凝血瘀，口腔黏膜失于濡养，引发口腔溃疡。

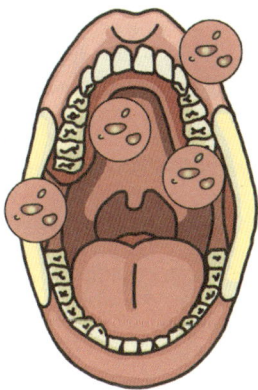

● 口腔溃疡有哪些临床表现

口腔溃疡常见于口腔的唇、脸颊、软腭或牙龈等处的黏膜上，溃疡面一般呈圆形或椭圆形，溃疡面凹陷、有白色或黄色的中心、周围充血微红肿，发作时疼痛剧烈，局部灼痛明显，严重者还会影响饮食、说话，从而影响日常生活。同时还可伴有发热、头痛、头晕、恶心、乏力、口臭、慢性咽炎、便秘、淋巴结肿大等全身症状。根据临床特征，口腔溃疡可分为以下 3 种类型。

（1）复发性口腔溃疡：又称复发性阿弗他溃疡，主要表现为溃疡反复发作，有间隔期和自愈性。轻型患者溃疡多呈粟粒状红点，灼痛明显，一般无明显全身症状和体征；重型患者好发于青春期，溃疡大而深，周围组织红肿，疼痛剧烈，可影响语言和吞咽，常伴有低热、乏力等全身症状和局部淋巴结肿痛；疱疹型患者溃疡小而多，散在分布，以舌腹、口底多见，疼痛明显，可伴有头痛、低热等全身症状和局部淋巴结肿痛。

（2）创伤性口腔溃疡：如鱼骨、砂石、牙刷、牙结石等的机械性损伤，碘伏、硝酸银等刺激性药物的化学性灼伤，水温过高、食物过烫等的冷热刺激，均可损伤口腔黏膜，造成口腔溃疡。

（3）疾病伴发的口腔溃疡：很多严重疾病如白塞病、肿瘤等伴发的溃疡，是疾病的主要表现或继发性损害的一种表现。

● **口腔溃疡的危害有哪些**

口腔溃疡反复发作，有明显的疼痛，严重者疼痛剧烈，会影响进食、发音和吞

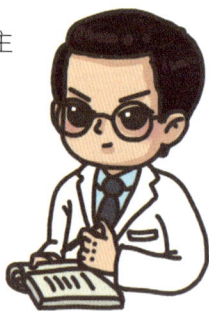

咽，给患者的日常生活和工作带来很多不便。同时，口腔溃疡还可能会以引起代谢紊乱，出现发热、头痛、头晕、恶心、无力、视力减退、淋巴结肿大、便秘等全身症状。另外，严重的口腔溃疡，久而久之，还有可能出现癌变。因此，出现口腔溃疡应及时进行相应的检查和治疗，以防病情进展，影响身心健康。

• 怎样治疗口腔溃疡

西医治疗

（1）局部用药：目的是消炎、止痛，防止继发感染、促进愈合。常用的药物有西地碘片复方氯己定含漱液等消炎类药物，利多卡因凝胶、苯佐卡因凝胶等止痛类药物，重组人表皮生长因子凝胶等促进愈合类药物，地塞米松软膏、醋酸泼尼松软膏等糖皮质激素类药物，具体用药应在专业医生指导下进行。

（2）全身用药：目的是对因治疗、减少复发、争取缓解。常用的药物有糖皮质激素、免疫抑制剂、免疫增强剂等。

中医治疗

根据中医辨证论治，不同证型的口腔溃疡治疗不同。如心火上炎型可用泻心导赤散加味清心泻火，凉血利尿；胃肠积热型可用清

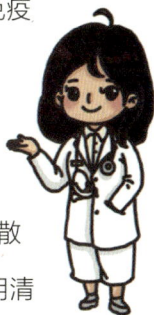

胃散与凉膈散加味清热泻火，凉血解毒；肝郁化火型可用丹栀逍遥散加味疏肝理气，泻火解毒；阴虚火旺型可用知柏地黄汤加味滋补心肾，降火敛疮；脾虚湿困型可用参苓白术散加味健脾祛湿；脾肾阳虚型可用附桂八味丸加减温补脾肾，引火归原等。另外，有些单方、验方也可用于治疗口腔溃疡，如取吴茱萸粉末 12 克，用醋调成糊状，晚上睡前敷于两足底涌泉穴，第二天早晨取下，连敷 3 天即可。

• 如何预防口腔溃疡

（1）避免过食辛辣、油腻、甜点等食物，以免损伤脾胃。避免粗糙、坚硬食物（膨化、油炸食品）和过烫食物对口腔黏膜的损伤。营养宜均衡，保持良好规律的饮食习惯。

（2）去除口腔局部刺激因素，避免口腔黏膜损伤，注意口腔卫生。

（3）适当使用漱口水，有助于平衡口腔微环境。

（4）注意生活起居规律，避免过度劳累。保证充足的睡眠，提高睡眠质量。

（5）保持乐观精神，避免焦虑。加强体育锻炼，提高身体的抗病能力。

第三章

口腔健康，保健方法
很重要

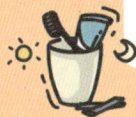

结合中医养生文化和现代口腔医学，口腔护理方式可以归纳为：洁、护、养三部曲。其中洁指全面清洁口腔；护指修护牙齿硬组织、维护微环境平衡；养指滋养牙龈、濡养牙根。整体上，口腔健康与人体全身健康相互关联；局部上，口腔是包含牙齿、牙龈、黏膜等组织的一个独立器官。只有由表及里、由内而外，内调外养，才能持续拥有健康口腔。

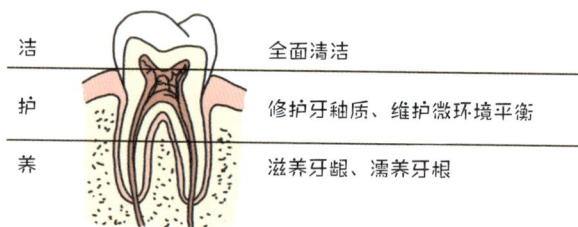

洁	全面清洁
护	修护牙釉质、维护微环境平衡
养	滋养牙龈、濡养牙根

做好口腔清洁，是保持口腔健康的基础

• 怎样选用牙刷

刷牙是保持口腔清洁的主要方法，虽然人们每天都刷牙，但是有些人并不懂得刷牙的"学问"。事实上，选择合适的刷牙工具，学会正确的刷牙方法对保持个人的口腔卫生极为重要。

当前，市场上的牙刷品种多种多样，应该怎样选择呢？牙刷是口腔卫生清洁用具，只有选用符合口腔卫生要求的牙刷，才能起到洁牙、不损伤牙齿及牙周组织的作用。因此，在选用牙刷时，应注意以下几方面。

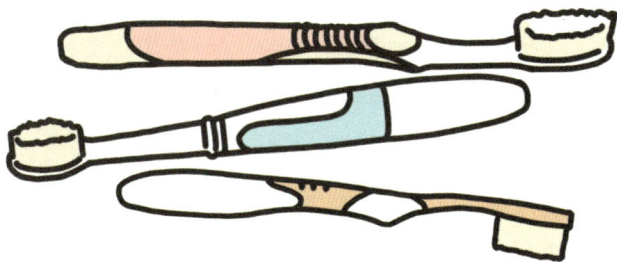

（1）刷头大小要适宜：通常以刷头小为宜，以便于牙刷在口腔中转动灵活。

（2）刷毛排列合理：可选择中间高、两边低的刷毛。各毛束之间有一定间距，这样既有利于有效清除牙菌斑，又有助于牙刷本身的清洗。

（3）刷毛宜软、长度适当，尼龙刷毛顶端磨圆钝，避免牙刷对牙齿和牙龈的损伤，或选择磨尖丝牙刷。

（4）老年人或牙周病患者，由于其牙龈萎缩，牙间隙增加，所以除了用一般的牙刷外，更应使用牙间牙刷。牙间牙刷的刷毛有锥形、长条形等。另外，也可以使用水牙线或冲牙器。

（5）正在进行牙列矫正者，可选用外侧两排刷毛比中间两排刷毛长的凹字形牙刷，其不仅可以清洁牙面，而且还可清洁矫正器上的食物残渣。

（6）电动牙刷的选择：电动牙刷一般是靠振动旋转来清洁牙齿的。相对于手动牙刷而言，电动牙刷的清洁效率更高，即能在同样的时间内有较快的运动频率。不过使用电动牙刷时，如果只是把牙刷放进嘴里，而不同步地进行上下移动，也不能彻底清洁牙齿的窝沟、牙龈沟和齿缝等特殊部位的病菌，同样会引发口腔问题。相较于很多人在手动刷牙时由于方式不当、刷牙力度过大、容易对牙齿和牙龈造成不必要的损伤而言，电动牙刷可以减轻这种损伤，还可对牙床起到按摩作用。但电动牙刷若使用方法不对，反而会对牙齿造成更严重的伤害。因此，如果患有牙龈炎、牙周炎时，最好不要选择电动牙刷。

此外，每次刷牙后必须用清水把牙刷清洗干净并甩干，将刷头朝上置于通风干燥处。通常牙刷在使用一段时间后，刷毛会弯曲蓬乱甚至脱落，减弱了洁齿能力，因此，建议每2～3个月更换1次牙刷，并且要避免多人合用牙刷的情况。

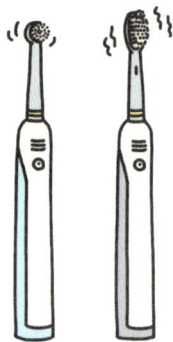

• 如何选用牙膏

牙膏是辅助刷牙的一种制剂，可增强刷牙的摩擦力，帮助去除食物残屑、软垢和牙菌斑，有助于消除或减轻口腔异味，使口气清新。目前我国牙膏大致可以分为普通牙膏和功效牙膏两大类。

普通牙膏的基本功能有清洁口腔、减轻牙渍、减少软垢、洁白牙齿、减少牙菌斑、清新口气、清爽口感、维持牙齿和牙周组织（含牙龈）健康、保持口腔健康等。

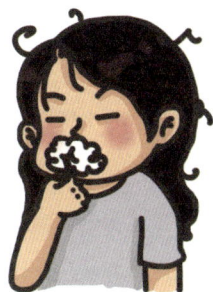

功效牙膏是指添加功效成分，使牙膏除具有基本功能之外，还兼有辅助预防或减轻某些口腔问题、促进口腔健康的牙膏。市面上常见的功效牙膏主要有以下几类。

（1）防龋脱敏类牙膏：即牙膏中加有氟化钠、氟化亚锡、氯化银、硝酸钾、锶盐等。常用此类牙膏对减少龋齿的发生及对遇冷、热、酸、甜敏感的牙齿脱敏，有一定的效果。

（2）抗菌消炎类牙膏：即牙膏中加入某些化学药物，以达到抗菌斑、抑菌消炎的作用。但这类牙膏的味道往往不理想，长期使用可能会有口腔内菌群相互制约而紊乱的副作用，建议在医生的指导下酌情选用并与其他牙膏轮换使用。

（3）美白牙膏：这类牙膏中含有特殊的摩擦剂和化学制剂，能去除食物或抽烟引起的牙齿外源性着色，从而达到增白的效果。

（4）中草药类牙膏：如牙膏中加入金银花、黄芩、厚朴、三七、积雪草、母菊、迷迭香、鼠尾草、虎杖等，有一定的抑制牙菌斑，止血，减轻牙龈炎、牙龈红肿等作用，但目前其作用机制尚不清楚，有待进一步研究。

功效牙膏的功效要经过临床试验验证其有效果。临床试验研究机构要符合国家认定的药物临床试验机构或医疗器械临床试验机构的三级口腔医疗机构（包括口腔医学院、口腔专科医院和综合医院口腔科），或获国家卫生健康委员会或原卫生部重点临床专科（口腔）的口腔医学院 / 口腔专科医院 / 综合医院口腔科，或省级口腔专科医院的要求。目前有循证医学支持并推荐有预防或减轻症状的牙膏主要有可以预防龋齿的含氟牙膏、减少牙齿敏感的脱敏牙膏。

值得注意的是，由于儿童的牙龈脆弱，牙齿钙化程度差，所以一定要选用儿童专用牙膏，切不可使用成人牙膏。同时，建议使用含氟牙膏，以预防乳牙龋病。通常 3 岁以下的婴幼儿由于不会含漱吐出牙膏，所以每次牙膏用量宜为大米粒样大小；3 岁以上的儿童也应在家长的监督下使用含氟牙膏，每次牙膏用量宜为豌豆大小。

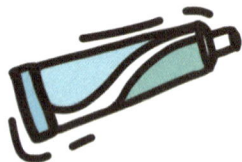

总之，选择牙膏应根据自己的不同口腔健康情况进行选用，建议不同类型的牙膏换着使用。同时，任何牙膏都是牙齿清洁的辅助剂，如果没有正确的刷牙方法和足够的刷牙时间，再特效的牙膏也起不到作用。

• 正确的刷牙方法有哪些

刷牙是保持口腔清洁的主要方法，正确的刷牙方法能有效清除牙齿及牙周组织菌斑和软垢，而且有按摩牙龈的作用，对于减少口腔环境中的致病因素、增强组织的抗病能力有明显效果。下面主要介绍两种刷牙方法。

（1）巴氏刷牙法（Bass 法）：又称水平颤动拂刷法。具体操作方法：①手持牙刷刷柄，先将刷头放置于口腔内一侧的后牙牙颈部，刷毛与牙长轴大约呈 45° 角，刷毛指向牙根方向（上颌牙向上，下颌牙向下），轻微加压，使刷毛部分进入牙龈沟内，部分置于牙龈上。②以 2 ～ 3 颗牙为一组开始刷牙，用短距离水平颤动的往返动作在同一个部位至少刷 10 次，然后将牙刷向牙冠方向转动，继续拂刷牙齿的唇（颊）舌（腭）面。③刷完第一个部位后，将牙刷移至下一组 2 ～ 3 颗牙的位置重新放置，注意与第一个部位保持有重叠的区域，继续进行下一个部位的刷牙。④刷上前牙舌面时，将刷头竖放在牙面上，使前部刷毛接触牙，自上而下拂刷；刷下前牙舌面时，自下而上拂刷。⑤刷咬合面时，刷毛指向咬合面，稍用力做前后短距离来回刷。此法可有效清洁牙龈沟的菌斑及食物残渣，减轻牙龈炎症，缓解牙龈出血，避免牙颈部缺损及牙龈萎缩等。

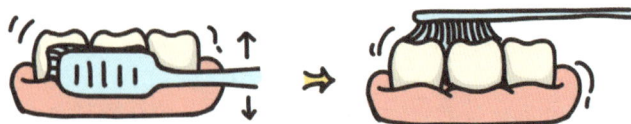

（2）圆弧法（Fones法）：选择刷毛细软的牙刷，在上下牙咬紧时，刷毛轻轻接触上颌最后磨牙的牙龈区，用较快、较宽的圆弧动作，从上颌牙龈拖拉至下颌牙龈。前牙上下相对接触，做连续的圆弧运动，即从上牙向下牙方向做画弧动作。此法操作较容易，较适合儿童学习和使用。

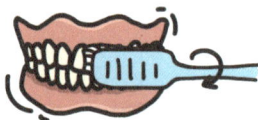

正确的刷牙方法关系到牙齿的健康。因此，可根据自己的情况选用上述一种方法，也可以综合运用，只要经过适当的训练都可以达到较好的效果。刷牙时应做到认真、细致地刷到每一颗牙齿，刷牙力度应适中，从而才能起到清洁牙齿的目的。成人和大龄儿童每次刷牙应持续3分钟以上；3~6岁儿童每次刷牙尽量刷2分钟以上；3岁以下儿童可根据年龄大小，尽量刷1~2分钟。

需要格外注意的是，很多人习惯采用横刷的方法即牙刷在牙齿面上横来横去地刷，但其实这种方法是不利于牙齿健康的。横刷非但起不到按摩牙龈的作用，反而会使牙龈和牙齿都受到损伤，从而出现牙龈萎缩，使失去保护的牙根部分暴露出来。当牙根暴露后，在吃冷、热、甜、酸等食物时，就会产生不同程度的

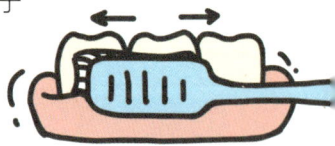

酸痛感觉。长期采用横刷的方法还容易使牙齿的颈部形成一条或数条槽沟，甚至可以使这一部分整个凹陷下去，形成三角形的缺损，医学上称为"楔状缺损"。

● **怎样正确使用牙线**

（1）截取约手臂长短的牙线（约45厘米）。

（2）一端绕在中指第2指节约两圈，距离约20厘米再绕两圈于另一手中指的第2指节。

（3）手指一握紧拳心就可以把牙线绷紧。

（4）翻转双手，掌心向外，同时伸直两手拇指与食指，呈四方形，同时拇指轻轻接触并与牙线平行。

（5）牙线越过一手食指与另一手拇指上肉多的地方。两指间保持约1厘米长的牙线。

（6）用食指或拇指操控两指间的牙线，慢慢滑进牙缝中。

（7）将牙线紧贴一边牙面，上下、内外轻轻拉动，注意不要拉伤牙龈。

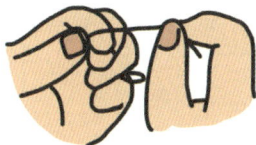

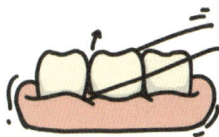

● **用漱口水漱口可以替代刷牙吗**

当前，市场上有很多种类的漱口水，与牙膏一样，含有不同有效成分的漱口水也可具有不同的功效，如含有芳香剂的漱口水可去除口臭，含氟的漱口水可以预防龋齿，含抑菌剂的漱口水对牙周病有一定作用等。虽然漱口水的作用各种各样，但是始终不及刷牙，因此，漱口水不能替代刷牙。

然而，口腔中含有大量细菌，当吃完食物后，口腔内除了食物残渣，食物中的碳水化合物会被口腔内的细菌利用而产酸，口腔内 pH 值会变酸性。如果这时候不采取措施，至少需要 2 小时来恢复口腔正常的酸碱度。在这 2 小时里，牙齿处于酸性环境中，牙齿表面矿物质会逐渐被溶解、变软、流失，久而久之易发生龋齿、牙齿过敏等症状。若饭后能漱一漱口，只需要半小时或更短的时间，口腔就会恢复到原来的酸碱环境，使牙齿处于酸性的时间变短，有利于防止矿物质流失。因此，饭后一定要漱口。使用漱口水漱口时，应注意以下几点。

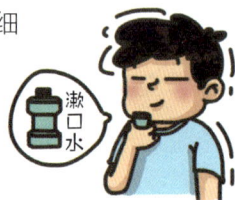

（1）根据自己的不同情况选择适合的漱口水，使用前可以咨询牙医，如龋齿患者宜选用含氟的牙膏和漱口水，牙周病患者宜选用有抑制牙周致病菌作用的漱口水等。

（2）使用时，每次用 20 ～ 50 毫升的漱口水漱口，漱口约半分钟，然后吐出即可。

（3）儿童应在牙医的建议和家长的监督下酌情使用，

学龄前儿童禁用，以免发生误吞。

总之，漱口水不能替代刷牙，正确刷牙是预防口腔疾病的主要途径，而药物牙膏和漱口水只能起辅助作用。若患有龋齿和牙周病等，应去医院找口腔科医生进行诊治。通常正确的口腔护理方法主要是通过保证健康饮食、饭后漱口、早晚刷牙、使用牙线，可适当使用漱口水。

• 冲牙器应如何使用

冲牙器是一种清洁口腔的辅助性工具，其原理是利用脉冲水流冲击的方式来清洁牙齿、牙缝，具有清理牙齿表面的牙菌斑、保持口腔洁净的作用。冲牙器的操作方法比较简单，具体步骤如下。

（1）往冲牙器水箱中加水，将水箱紧紧安装在机身上。

（2）将喷嘴插入冲牙器的手柄上并固定好。

（3）连接插头，通电。

（4）打开主体开关，调好自己需要的清洁模式。

（5）将喷嘴放到口中，对准要冲洗的区域，打开手柄开关进行冲洗。

（6）冲洗结束后，关闭设备，将水箱中剩余的水倒出。

（7）将冲牙器擦干，放置阴凉处。

冲牙器的高压脉冲水流产生的冲击是一种比

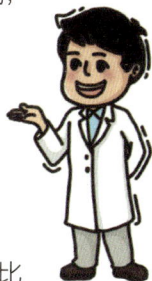

较柔性的刺激，既不会弄伤口腔，又有按摩牙龈的作用。一般来说，冲牙器使用清水即可，多在餐后冲洗1～3分钟，目的是清除牙缝中的食物残渣。需要注意的是，冲牙器不可以替代刷牙，正确有效地刷牙是必不可少的。

注重口腔护理，有效预防口腔问题

● 怎样维护口腔微环境

口腔中各种微生物在不同部位共栖、竞争和拮抗，在种群数量及功能上保持着动态平衡的自稳状态，构建了人类复杂的口腔微环境，有助于阻击外来病菌。

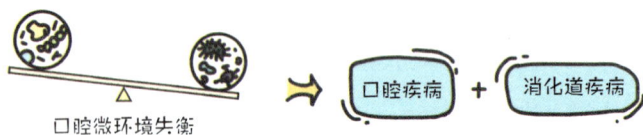

口腔微环境失衡

如果口腔微环境失衡，则会导致致病菌增加，使口腔产生异味（口臭），出现龋病、牙周炎、口腔黏膜病和口腔癌等疾病。同时，还会激发机体的炎症反应，引起肠道微生态失调，引发胃炎、炎症性肠病、胃癌等消化道疾病。因此，养护口腔微环境十分重要。

口腔微环境受物理化学因素、细菌因素、宿主因素等的影响，并与年龄、饮食、卫生、健康状况及抗生素的应用等有关。维护口腔微环境，重点在于养成良好的饮食习惯和注重口腔卫生，如科学选用牙膏、掌握正确的刷牙方法等。

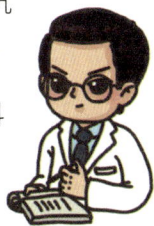

此外，益生菌制剂和细菌替代疗法对恢复口腔微环境也有帮助，但更主要的是要注意口腔健康的维护。如每天刷牙 2 ~ 3 次，每次 3 ~ 5 分钟；定期到医院做口腔检查，发现问题随时处理；避免摄入高糖，同时，要保证良好的睡眠，多注意锻炼身体；避免滥用抗生素。

• 怎样促进牙齿再矿化，修护牙釉质

牙釉质被覆于牙冠表面，是人体中钙化程度最高、最坚硬的组织。因其钙化程度最高，所以呈乳白色半透明状，对牙本质和牙髓具有保护作用。牙釉质主要由无机物质构成，其中有羟基磷灰石的结晶体，少量的氟磷灰石，以及钠、钾、镁的碳酸盐等化学成分。

牙釉质对牙齿的功能具有重要意义。牙釉质的最外层与唾液、菌斑液密切接触，当人体进食含糖食物、酸性食物或饮料时，口腔内的细菌会消耗牙齿上的食物残渣而产生酸，若 pH 值 < 5.5 时，这些酸会使构成牙齿的矿物部分溶解，出现牙齿变软、牙齿表面粗糙、牙齿对冷热酸甜等刺激更敏感，这种情况称为牙齿脱矿。而牙齿再矿化是指钙、磷元素在牙

齿表面重新生成牙齿矿物羟基磷灰石的过程。同时，加入氟化物能够生成比羟基磷灰石更耐酸的氟化羟基磷灰石，更有助于抵抗酸的侵蚀和预防龋齿，如使用含氟牙膏或漱口水等。

正常情况下，口腔环境中的牙釉质表面处于脱矿－再矿化的动态平衡中，维持了牙齿硬组织的结构、形态和功能。但若其遭受破坏，则会进一步影响牙齿健康。牙釉质不能再生，破损后不能自行修复，但可以人工修复，如再矿化疗法等。因此，促进牙齿再矿化可以帮助修护牙釉质，预防牙齿问题的发生。

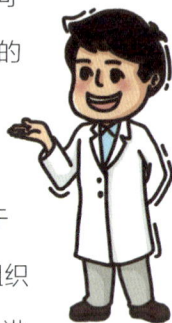

• 牙龈清洁应注意什么

牙龈是覆盖在牙槽突表面及牙颈部的口腔黏膜，具有丰富的血管，呈浅粉色，坚韧而有弹性，因其缺乏黏膜下层，直接与骨膜紧密相连，故牙龈不能移动。在牙周组织中，牙龈是唯一直接暴露在口腔中的组织，如果清洁不当，则可能会损伤牙龈，进而引起牙龈病或其他口腔疾病。因此，牙龈清洁应注意以下4点。

（1）选择软毛牙刷，以免损伤牙龈，并且每3个月要更换1次牙刷。

（2）选择温和不刺激的牙膏，尤其是养护和调理牙龈的牙膏，不要只注重牙齿美白。

（3）饭后使用漱口水进行口腔清洁，能够有效清除牙龈细菌，避免牙垢损伤牙龈。

（4）正确有效地刷牙，目前比较提倡的是巴氏刷牙法。牙刷的压力均匀、多次、反复地压迫牙龈，发挥牙刷按摩牙龈的作用，能促进牙龈血液流通及牙龈袋内的炎性分泌物排出，有利于牙龈健康。

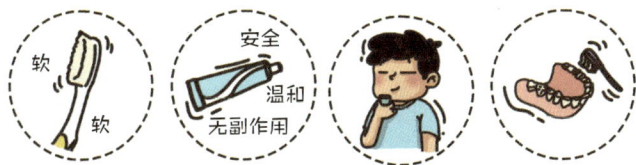

● **牙龈护理有哪些方法**

常用的牙龈护理方法有勤漱口、健康饮食、正确刷牙、按摩牙龈等。

（1）勤漱口：养成饭后漱口的良好习惯，有助于及时清理口内的食物残渣，避免造成牙龈炎等不良后果。

（2）健康饮食：多吃蔬菜、水果，少食过硬的食物，戒烟限酒。

（3）正确刷牙：学会正确的刷牙方法，刷牙力度不宜太大，每次刷牙时间不少于3分钟，养成早晚刷牙的习惯。

（4）按摩牙龈：适当地按摩牙龈不仅可以使牙龈上皮组织增厚，角化增强，而且还可以促进血液循环，改善营养及氧的供应，有助于组织的新陈代谢，相应地加强了牙齿对细菌及局部刺激的防护能力。常用的按摩牙龈的方法主要有：①拂刷法：将牙刷的刷毛旋转 45°，当刷毛尖通过牙龈交界区时，牙龈先受压再放松，这样重复进行按摩。②水平颤动法：用牙刷毛以 45° 加压于牙龈，并做前后方向短距离的轻柔颤动，以达到按摩的目的。

需要注意的是，没有进行过牙周洁治术的牙龈炎或牙周炎患者不能进行牙龈按摩，因为压迫牙龈会与牙结石发生摩擦，造成牙龈出血。另外，在用水平颤动法进行牙龈按摩时，不要将牙刷毛放在牙颈部来回大幅度横拉，以免造成牙颈部楔状缺损和牙龈萎缩。

濡养牙根牙龈，让你拥有健康口腔

• 食疗养护法

牙龈出血是牙龈炎和牙周病的主要症状，主要是由牙结石的机械刺激和牙菌斑中的细菌感染造成的。中医学认为，牙龈出血主要由胃火上炎所致，可以通过以下两种简单易行的食疗来达到清热消炎的目的。

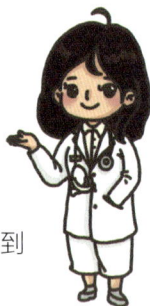

鲜藕梨子汤

原料：鲜藕 250 克，生梨 2 个，生荸荠 25 克，生地黄 15 克，白糖适量。

制法：将鲜藕和梨洗净、去皮、切块，生荸荠洗净、去皮，三者与生地黄加水共同煎汤，最后加适量白糖调味即可。

食用：每日 1 剂，连服 4 ～ 5 剂。

功效：鲜藕具有清热生津、凉血止血的功效；梨具有生津润燥、清热化痰的功效；荸荠具有清热解毒、凉血生津、利尿通便、化湿祛痰、消食除胀的功效；生地黄具有清热凉血的功效。四者同用，可以清火、凉血、消炎。

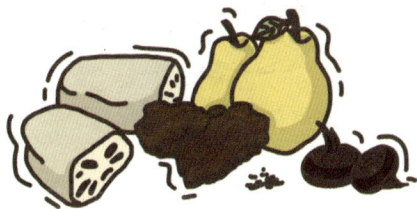

蜜橘鸡粒

原料：橘子 4 个，鸡胸脯肉 100 克，适量西芹叶、白萝卜丝、鸡蛋清、淀粉、水淀粉、精盐、味精、料酒。

制法：橘子洗净，其中一个切成两半放在盘中，剩下的剥皮，将橘肉切成小粒。鸡胸脯肉洗净、切小粒并放在碗中，再放入适量鸡蛋清、淀粉、精盐、味精、料酒浸腌。另取适量水淀粉、精盐、料酒放入碗里兑成稀芡汁。向锅中倒入适量色拉油，开火加热至三四成热时放入鸡粒，捞出沥油，再倒入橘肉粒、稀芡汁，搅拌均匀后出锅，浇在已切成两半的橘子上，最后用白萝卜丝、西芹叶子点缀即可。

食用：可作为日常菜品经常食用。

功效：本品富含维生素 C、维生素 B_1、维生素 B_2、胡萝卜素、烟酸、纤维素，以及铁、锌、钙等微量元素，有利于牙龈健康，有效预防牙龈炎等病症。

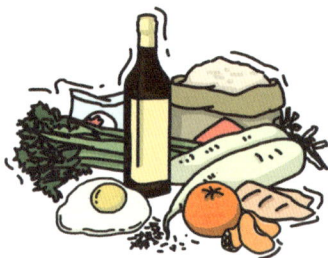

- 补肾固齿法

　　牙齿是人体的重要器官，承担着咀嚼食物的重要任务。中医学认为，肾主骨生髓，若肾精不足则会引起髓亏骨枯，又因为齿为骨之余，所以骨质流失最先会表现为牙齿松动、不牢固。因此，只有肾精充盈，牙齿才会坚固如常。

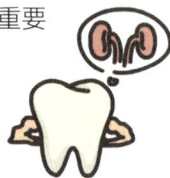

　　补肾固齿法：取补骨脂 30 克、怀牛膝 15 克、枸杞 15 克，加入约 200 毫升水，熬至 100 毫升左右即可。每天早晚饮用，

可与核桃一起食用，效果更好。

• 叩齿咽津法

中医学认为，牙齿与肾脏关系密切。"肾主骨，齿为骨之余"，意思是说肾脏可以促进骨骼生长和骨髓的生成，牙齿是人体骨骼的一部分，牙齿松动与肾气虚衰及气血不足有关。坚持每天叩齿，能疏通经络，调和气血，强肾固精，平衡阴阳，从而增强机体的健康。另外，肾在液为唾，叩齿还可以和咽津法相结合，效果更佳。

叩齿咽津法：每天早晨起床后或晚上睡觉前，把牙齿上下叩合，先叩臼齿30次，再叩前齿30次，有助于牙齿坚固；同时，用舌头抵住上颚，或用舌尖舔动上颚，等唾液满口时，分数次咽下，有助于消化。

需要注意的是，叩齿不宜过快，且力度要适中，饭后清洁口腔后再进行叩齿锻炼。牙病严重患者不宜使用叩齿法，以免损伤牙齿。

• 鼓腮漱口法

每天早晚刷过牙后，做15次闭口、鼓腮、漱口的动作，然后把舌头左右转动。这样能促使唾液分泌增多，冲洗和刺激牙面、牙缝和口腔黏膜，

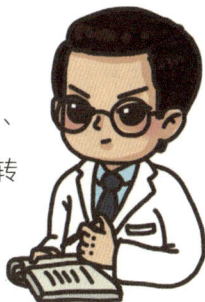

达到清洁口腔、保护牙齿的目的。

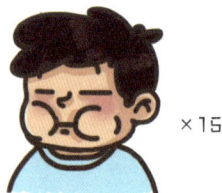

×15

- **牙齿保健操**

　　牙齿保健操像眼保健操保护眼睛一样同样也可以保护牙齿，是一种传统的帮助牙齿延长寿命的养生方法。整套牙齿保健操可分为以下 9 步。

　　（1）漱口：每餐后用温水漱口，以防食物残渣留在口腔中腐蚀牙齿。

　　（2）刷牙：刷牙不仅能保持牙齿清洁，而且对牙龈有按摩作用，能预防龋齿和牙齿脱落。最好选用柔软的牙刷，使用温水，每天早晚各刷 1 次。

　　（3）舔腭：经常用舌头舔住上腭，可以刺激唾液腺分泌唾液。而唾液具有杀菌、助消化的作用，吞咽唾液对身体有保健作用。

　　（4）叩齿：将上牙和下牙轻轻叩打，每天早晚两次，每次 50 ~ 100 下。这样不仅可以有助于牙齿牢固，不易发生龋齿和牙齿脱落，而且还可以促进腮部的咀嚼肌发达有力，使咀嚼食物更充分。

（5）搓唇：将口唇轻轻闭合，用手在口唇上反复揉搓，先轻后重，直到局部发热为止。这样能改善口腔和牙龈的血液循环，增加其抵抗力。

（6）鼓腮：闭紧嘴向外吹气，使腮部鼓起来。这样不仅可以扩大口腔的容积，而且还有助于腮部的肌肉逐渐发达。

（7）吞咽：经常做吞咽动作可使牙齿、舌头、两腮、咽喉得到活动，有助于耳咽管保持畅通、中耳的压力与外界保持平衡等。对于老年人，还有增强吞咽功能、防止老年性耳聋的作用。

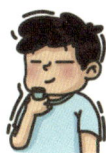

漱口

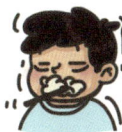

刷牙

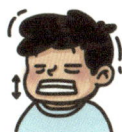

叩齿

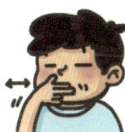

搓唇

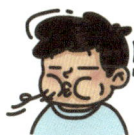

鼓腮

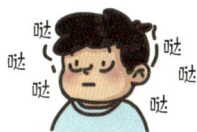

弹舌

（8）弹舌：让舌头在口腔中弹动，发出"哒哒"的响声。这样既有利于咀嚼、吞咽和发音，又可防止舌肌萎缩。

（9）牙龈推拿：用清洁后的手指在牙龈上揉按数十次，每次由后向前，由轻到重。这样长期坚持能促进牙龈血液循环，防治牙周疾病等。